人体虹膜图像信息处理与识别技术

王立君　徐中宇　孙秋成　著

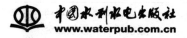

中国水利水电出版社
www.waterpub.com.cn

内 容 提 要

本书主要介绍人体虹膜图像信息处理技术的基本理论和方法，首先介绍了生物特征识别技术的基本概念和方法，然后介绍了虹膜识别系统的处理流程，最后介绍了虹膜识别系统中各个阶段的算法和原理实现，并给出算法仿真实验及结果分析。本书内容主要包括：绪论、虹膜身份识别系统概述、虹膜图像预处理、虹膜特征提取与编码、模式匹配及分类器设计、基于奇异值分解和隐马尔可夫模型的虹膜识别方法、复合生物特征识别技术。

本书可作为高等学校计算机科学与技术、电气与电子信息类专业高年级本科生、研究生和研究人员的科研用书，也可作为信息安全、生物识别系统、图像处理和模式识别系统等研究开发人员和工程技术人员的参考书。

图书在版编目（CIP）数据

人体虹膜图像信息处理与识别技术 / 王立君，徐中宇，孙秋成著. -- 北京：中国水利水电出版社，2014.6（2022.9重印）
ISBN 978-7-5170-2099-8

Ⅰ. ①人… Ⅱ. ①王… ②徐… ③孙… Ⅲ. ①虹膜—图象信息处理系统—研究②虹膜—图象识别—研究 Ⅳ. ①R322.9

中国版本图书馆CIP数据核字(2014)第117973号

策划编辑：石永峰　责任编辑：杨元泓　加工编辑：孙 丹　封面设计：李 佳

书 名	人体虹膜图像信息处理与识别技术
作 者	王立君 徐中宇 孙秋成 著
出版发行	中国水利水电出版社
	（北京市海淀区玉渊潭南路 1 号 D 座　100038）
	网址：www.waterpub.com.cn
	E-mail: mchannel@263.net（万水）
	sales@mwr.gov.cn
	电话：(010)68545888(营销中心)、82562819（万水）
经 售	北京科水图书销售有限公司
	电话：(010)63202643、68545874
	全国各地新华书店和相关出版物销售网点
排 版	北京万水电子信息有限公司
印 刷	天津光之彩印刷有限公司
规 格	170mm×240mm　16 开本　8.75 印张　156 千字
版 次	2014年6月第1版　2022年9月第2次印刷
定 价	35.00 元

凡购买我社图书，如有缺页、倒页、脱页的，本社发行部负责调换

前　　言

生物认证技术是根据人体生理和行为特征来识别或验证一个有生命的人的自动方法。独特性和稳定性这两个特征使得虹膜成为一种极好的生物特征，从而提供了一种最准确的生物认证方法。

本书在作者将近十年的研究基础上，总结了之前的一些研究成果和国内、国际在相关领域发表的论文资料，全面概括了虹膜识别的一些新方法，重点研究了虹膜定位、虹膜特征提取、模式匹配等方面的内容，并对虹膜识别领域的研究重点和难点提出了一些新的思想与算法。

本书首先介绍了生物特征识别技术的基本概念和方法，然后介绍了虹膜识别系统的处理流程，最后介绍了虹膜识别系统中各个阶段的算法和原理实现，并给出算法仿真实验及结果分析。本书内容主要包括：绪论、虹膜身份识别系统概述、虹膜图像的预处理、虹膜特征提取与编码、模式匹配及分类器设计、基于奇异值分解和隐马尔可夫模型的虹膜识别方法、复合生物特征识别技术。

本书的研究结果丰富了虹膜识别的方法，在虹膜定位、虹膜特征提取与编码以及分类器设计等方面的研究具有一定的理论意义。实验证明，本书提出的算法有各自的特点，并具有一定的应用价值。

本书的完成是作者与课题组老师及其学生们多年努力的结果，冯丽丽、廉晓丽、徐太征、姚琦等在资料收集与整理、算法研究与仿真实验等方面都做了大量的工作，在此向他们表示深深的谢意。

由于本人水平有限，书中难免有不足之处，敬请广大读者批评指正。

编　者
2014 年 4 月

目　　录

第一章 绪论

1.1 生物认证概述

1.1.1 生物认证技术简介

目前，人们处于一个高度信息化的社会，在日常生活中，我们经常需要验证自己或者其他人的身份，或者去确认某个人是谁。可靠的身份能使我们的生活避免麻烦。例如，从普通老百姓中区分出好市民和犯罪分子有助于公共安全。可靠的身份使得参与者对自己的行为更加负责，还使得金融和商业交易更加安全和有效，而这一切都涉及到身份认证。

我们可以设想一下，现在一出家门，就要带着家里的、单位的、保险柜的等一大串钥匙，口袋里揣着身份证、工作证、驾驶证、信用卡等一大把证件，脑袋里还要记着一大堆密码。丢了一样、忘了一样或被盗用，麻烦可就来了，甚至会对自己造成巨大的损失。信息安全已成为人们面临的一个迫切的问题。传统的密码几乎全都是一些简单的数字组合，这样既不便于记忆又有被别人破解的可能。而一些大型的企业和机构需要的安全级别就更高了，这种简单数字或是数字加字母的随意组合不但可能被破解，同时也容易被窃取或是泄露出去，这种安全措施是远远不能满足需要的。这一切实际上都是人们已经习惯的传统的身份认证方式越来越不适应社会的发展所造成的。

以信息化、数字化、网络化为特点的社会发展对国家以及社会生活的安全性提出了全新的要求，在这种环境下，传统的安全技术呈现出无法解决的重大缺陷。社会迫切需要一种方便、有效、安全的身份认证技术，而生物认证（Biometric）技术正是解决信息化、数字化、网络化社会安全问题的重要办法。

那么，何谓生物认证？简而言之，就是以人类身上天生拥有的生物特征来辨识或验证使用者个人的身份。依使用目的的不同，生物认证可分为两大类：身份辨认（Identification 或 Recognition）和身份验证（Verification）。身份辨认是从众人中辨识出使用者的身份，也就是问"我是谁？"（Who am I?）；而身份验证是用来鉴定处理对象所宣称身份的真实性，也就是判断"我就是我所宣称那个人"的真伪（Am I who I claim I am？）。人体生物认证技术（或称生物测定技术）是使用人体本身所固有的生理特征（如指纹、虹膜、相貌等）以及行为特征（如书写、声音等），通过图像处理和模式识别的方法来自动地鉴别个人身份的技术。人体的生物特征都是出生之后就具有的，先天就形成的，主要包括声音、指纹、掌纹、虹膜、眼底、相貌、DNA、签名和笔迹、步态等。生物认证的技术核心在于如何获取这些生物特征，并将其转换为数字信息，存储于计算机中，利用可靠的匹配算法来完成验证与识别个人身份。

1.1.2 生物认证的优点

由于人体生物特征具有"人各有异、终生不变、随身携带"三个特点，具有稳定、便捷、不易伪造等优点。因此以人体生物特征为基础发展起来的生物认证技术具有以下几个方面的优点：

- 验证的方便性：与使用钥匙、卡片或者个人身份号码相比，简单快速的生物认证验证使系统更容易进行身份验证。使用生物认证技术就不用担心丢失钥匙和遗忘密码等问题，因为人体本身就是标识。这种"私人的"标识都是相对稳定和持久的。另外，生物认证技术也给信息技术（IT）和管理用户身份资料的组织提供了更大的方便。它可以使不断更换各类证书成为历史，无须再重新设置个人身份号码。
- 验证的要求越来越严格：密码和个人身份号码都可以被轻易盗取，生物认证则可以减少这种风险，也就是降低"敌人"能够出示合适的身份证明后获准进入的可能性。现在，从安全出发，对逻辑的（电脑）和实体的进入要求越来越严格，生物认证提供了一种很好的方法，可以克服身份证明的盗取或丢失。
- 低廉的价格：多年来，硬件和软件技术的进步使得生物认证和验证的价格降到了能够被市场承受的水平。另外，计算能力、网络和数据库系统性能的提高，也使得生物认证系统能应用于大范围的地域和网络中。
- 与日俱增的政府和业界用户：今天，生物认证拥有数量众多的公共和私人用户。2001 年 9 月 11 日的恐怖袭击事件之后，普遍增长的公共安全意识也使生物认证更受青睐。更多的制造商给电脑设备和其他产品提供了生物认证功能。许多公司提供生物认证功能的选择，并在他们的产品中加入生物认证传感器和匹配功能。例如，在键盘、鼠标和笔记本电脑中都可以插入指纹传感器，而且，第二代传感器还具有更强的"即插即用"功能。

1.1.3　生物认证的特征和分类

有很多因素会影响生物认证的发展，其中最关键的是健壮性和独特性。健壮性（Robustness）指的是某种生物特征能够在相当长的时间内反复表现出来，并让生物认证系统成功进行自动测量的性质。健壮性和这种生物特征的持久、稳定有关（虹膜比语音更健壮）。独特性（Distinctiveness）指的是某种生物特征在人与人之间存在足够大的差异，并且这种差异能够被测量出来（指纹比掌形和手指形状更独特）。

从某种程度上讲，所有的生物特征都包括遗传、表现和行为三种因素。

● 遗传因素：这种天生的特征（比如发色和虹膜颜色）是从双亲获得的。从理论上讲，一些遗传因素（比如脸形结构）是很难改变的，所以这类特征具有很好的独特性。

● 表现因素：这类特征在胚胎发育的早期形成，并且会发展成独特的结果。我们可以把这类因素看成在遗传规定范围内的随机小扰动，表现因素使某种生物特征在一般人群中呈现出更大的差异，比如虹膜的模式和血管的分布。

● 行为因素：这类后天学习的行为会表现出不同习惯带来的不同后果（如在手写和讲话中）。从理论上讲，行为是可以改变和重新学习的，但是一般人的行为模式在成年后就很难改变了，即使是有意识地使用特殊的和持久的方法。

例如，一个人将手指按到生物认证仪器上的方式和他注视摄像头的方式是属于行为因素，而指纹和掌形本身是属于遗传因素。一般来讲。很多商业化或者主流的生物认证系统都把遗传因素作为生物特征测量的标准。

生物认证技术按照人体的生物特征可以分为指纹识别、掌形识别、人脸识别、虹膜识别、视网膜识别、语音识别、签名识别和击键动力学。另外，还有很多发展中的生物认证技术，包括静脉图案、脸部热成像、DNA、汗毛孔、握手、甲底、身体气味、耳朵、步态、皮肤光泽、脑电波图形以及脚印和足部动作。

以上描述的几种生物特征识别技术的比较可以通过表 1-1 表现出来。

通过对各种生物特征识别技术的介绍和比较可知，每种生物特征识别技术都有其优缺点，没有哪一种是万能的。在实际应用中选择何种生物特征进行身份识别，需要考虑选择的特征是否具有普遍性、唯一性、稳定性、可定量测量等。此外，作为一个实用的系统还要考虑其他方面的问题，如性能要求，所选择的生物识别方式能够达到多高的识别率对资源的要求，识别的效率如何以及可接受性，使用者在多大程度上愿意接受所选择的生物特征识别系统安全性能，系统是否能够防止被攻击是否具有相关的、可信的研究背景作为技术支持提取的特征容量、特征模板是否占有较小的存储空间、价格是否为用户所接受、是否具有较高的注册和识别速度、是否具有非侵犯性等，这些问题都是应用时需要考虑的。没有一种生物特征能够完全兼顾各种性能指标，达到完美无缺，不同生物特征的身份鉴别系统各有优缺点和适用范围。

表 1-1　几种生物特征识别技术的性能比较

生物特征	各种性能						
	普遍性	准确性	唯一性	稳定性	采集性	仿伪性	接受度
指纹	中	高	高	高	中	高	中
人脸	高	低	低	中	高	低	高
语音	中	低	低	低	中	低	高
签名	低	低	低	低	高	低	高
视网膜	高	高	高	中	低	高	低
虹膜	高	高	高	高	中	高	低

1.1.4　生物认证系统的处理流程

基于生物特征的识别利用计算机技术很容易实现身份自动识别，虽然不同的生物特征识别系统的工作原理和工作方式千差万别，但是它们的基本结构是相似的，如图 1.1 所示。

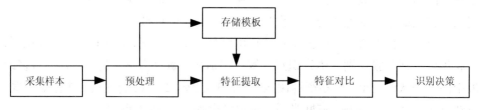

图 1.1　生物特征识别系统基本结构

首先是从独立个体采集生物样本，这些样本可以是虹膜图像、指纹图像、人脸图像，声音的数字化描述、步态时序图像等，接着是进行预处理，主要进行特征区域定位或者去噪处理，然后进行特征提取，并将提取的特征与数据库存储的身份特征进行比对，最后输出比对结果，做出身份判断。

一个典型的生物特征识别系统如图 1.2 所示，逻辑上包括两个模块：注册模块（登录模式）和识别模块（认证模式）。

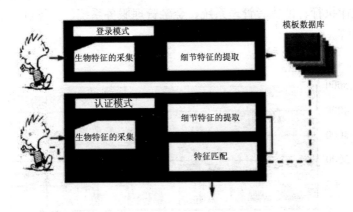

图 1.2 典型的生物特征识别系统

在注册模块中首先登记用户的姓名，通过生物特征识别传感器得到用户的生物特征数据，然后从获取的数据中提取出用户的特征模式，创建用户特征模板，存储在数据库中。

在识别模块中，开始同注册过程一样，获取用户的生物特征数据，提取特征模式，然后与事先注册在数据库中的特征模板进行匹配，从而检验用户的身份。对于识别来说，则是要寻找一个或者多个符合要求的解；而对于认证来说，只需要判定认证的模式和事先已知的特定注册用户的模板是否符合以及在多大程度上符合。在基于生物特征的身份认证领域，身份信息全部是以数字形式存储于数据库或者智能卡中，鉴别身份时，能够对持有者的合法性进行验证。

1.1.5 生物认证的发展状况

生物识别目前在全球的市场发展是比较喜人的，在各种报刊、网站上可以经常看到其大规模应用的新闻。美国已经签署了电子签名法案，法案的签署促使美国各大高技术公司加紧开发保证电子签名安全的技术，这主要包括验证个人身份的加密数字化装置和附加在计算机上的指纹或虹膜识别设施等。生物特征识别作为新兴的身份鉴别技术，有其不可替代的优越性。可能的风险与机会主要来自政策的导向，从目前的局势看，尤其是"9·11"以后，它将是国际上目前十大最具前景的高新技术之一。

到目前为止，美国基于生物特征的身份认证产业规模已经达到数十亿美元。其他一些国家，如欧盟、澳大利亚、日本、韩国、南非等采用法律规定的方式来使用生物识别技术。总体上来说，生物识别技术已经进入了实际的政府和商业应用，其主要应用领域包括重要公共场所、车站、机场旅客控制、政府部门、门禁和考勤、法律执行、消费者管理系统、金融管理服务系统、计算机登录管理、医疗保健系统等。

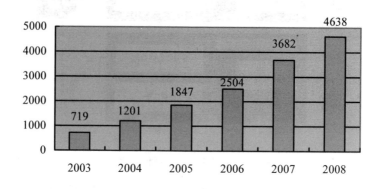

图 1.3 2002～2007 年全球生物识别市场增长预测（IBG）（百万美元）

据美国 IBG（International Biometric Group）日前发布的对生物认证市场的预测和分析显示，到 2008 年，生物认证市场将从 2003 年的 7 亿美元规模迅速增长到 46.4 亿美元（见图 1.3）。

我国对于生物识别技术的开发应用也十分重视。2000 年 7 月，国家 863 计划智能计算机系统主题专家组和中国科学院自动化研究所模式识别国家重点实验室在北京组织召开了国内首次身份识别新技术研讨会，开发推广生物识别技术是此次会议讨论的重点。对于国内来说，基于生物特征的身份鉴别也将是国家重点鼓励及发展的关键技术之一。中国生物识别若要进入国家级应用，一方面取决于有关部门的决心，另一方面也取决于国内自主产品的进步状况。目前在一些发达地区，比如上海市，政府的政务网上已经开始使用生物识别技术，社保系统广泛使用指纹、驾驶员学籍指纹考勤、考试指纹准考证等已经得到不少应用。值得一提的是，去年某大型银行一次性在全国各地的金库配备了指纹门禁、掌型门禁系统，公安系统也开始大量应用。中国正成为继美国、日本之后最具潜力的发展中市场，预计未来几年内，生物认证市场收入将达到 300 亿人民币。

在各种生物认证技术的研发过程中，需要各式各样的数字资源库，例如指纹图形库、图形库、虹膜图形库等，而这些信息不但采集困难，而且不同组织之间难以实现资源库的共享；同时，还需要生物认证行业规范以及不同类的产品在比较时提供一个统一的测试环境和权威的评测机构；此外，各个层面的交流沟通不够，学术界、产业世界、政府以及用户之间都存在各自的信息孤岛。为了解决上述种种可能阻碍生物认证产业发展的问题，中科院自动化所成立了生物特征认证与测评中，同时促成了中国生物特征认证技术产业联盟的成立。

1.2　虹膜识别

在各种不同的生物特征中，虹膜是最健壮、最持久的特征之一。虹膜作为身份识别的特征与其他生物特征相比，具有更多优秀的性质：唯一性、稳定性、可采集性、非侵犯性、防伪性。在生物特征识别中，非侵犯性是身份鉴别研究与应用发展的必然趋势，与人脸、声音等其他非接触式的身份识别方法相比，虹膜识别具有更高准确性。据统计，虹膜识别的错误率是各种生物特征识别中最低的。基于虹膜的身份识别技术逐渐得到学术界和企业界的重视，基于虹膜的识别系统在长时间内将具有更高的准确率。

1.2.1　虹膜的结构与生物特征

什么是虹膜？虹膜有哪些特征适合鉴别身份？

眼球的可见部分俗称眼珠。眼珠的中心是黑色的瞳孔，瞳孔外缘间的环形组织即为虹膜。虹膜不同于视网膜，视网膜位于眼底，难以取像，虹膜可以直接看到，可以用摄像设备获取精细的图像。虹膜是葡萄膜的最前部分，位于晶体前，周边与睫状体相连续，形如圆盘状，中央有一直径为 2.5～4mm 的圆孔，称瞳孔（pupil）。虹膜表面不平坦，有凹陷的隐窝和辐射状条纹皱褶称为虹膜纹理。距瞳孔边缘约 1.5mm 处，有一环形锯齿状隆起，称为虹膜卷缩轮（iris frill），是虹膜小动脉环所在处，由此轮将虹膜分为虹膜瞳孔部和虹膜睫状体部。虹膜的组织结构主要分为两层：一层为虹膜基质层，由疏松结缔组织、血管、神经和色素细胞构成；另一层为色素上皮层，其前面有瞳孔扩大肌，结构见图 1.4。

虹膜用于身份鉴别的生理和医学特征如下：

- 虹膜组织细节丰富；
- 虹膜组织细节的形成与胚胎发生阶段的环境有关，具有极大的随机性；
- 虹膜组织特征在出生后半年至一年半后保持不变；
- 不可能用外科手术改变虹膜特征，更不可能将一个人的虹膜组织特征改变得与某特定对象的特征相同；
- 一般性疾病不会对虹膜组织造成损伤；
- 瞳孔的缩放使虹膜组织具有活体组织的显著特征；
- 虹膜组织具有因人而异的固有特征。即使是同卵双胞胎，也不存在特征相同的实际可能性，就是同一个人的左右两眼，其细节特征也不相同。

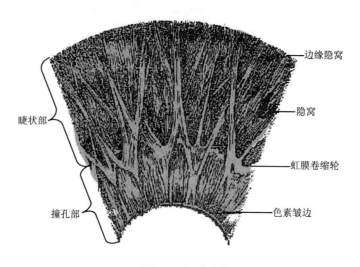

图 1.4　虹膜结构

一些专家指出，世界上某两个指纹相同的概率极其微小，而两个人的眼睛虹膜一模一样的情况也几乎没有。人的虹膜在两到三岁之后就不再发生变化，眼睛瞳孔周围的虹膜具有复杂的结构，能够成为独一无二的标识。组成一个虹膜的可变项达到 260 项，这使得虹膜的结构千奇百怪，几乎不可能重复。

1.2.2　虹膜识别系统的性能指标

虹膜识别系统的性能指标在很大程度上取决于所采用算法性能的好坏。为了便于采用量化的方法表示其性能，人们引入了几个指标来描述系统工作的精确度。在生物识别领域通常把这几个概念作为衡量系统性能的重要指标。

（1）误拒率

误拒率（False Rejection Rate，FRR）又称拒真率，指将相同的虹膜误认为是不同的虹膜，而加以拒绝的出错概率。其定义为：

FRR=误拒的虹膜数目/考察的虹膜总数目×100%

（2）误识率

误识率（False Accept Rate，FAR）又称认假率，指将不同的虹膜误认为是相同的虹膜，而加以接收的出错概率。其定义为：

FAR=误识的虹膜数目/考察的虹膜总数目×100%

（3）拒登率

拒登率（Error Registration Rate，ERR）是用来描述虹膜设备的适应性。ERR 指的是虹膜设备出现不能登录及处理的虹膜的概率，拒登率 ERR 过高将会严重影响设备的使用范围。

（4）速度

虹膜识别系统的工作速度主要由采集时间、图像处理时间、比对时间和平均识别速度几项指标构成。采集时间通常包含了采集的操作时间和图像的传输时间；图像处理时间指的是从计算机处理虹膜图像到提取出所有特征、输出特征模版所耗费的时间；比对时间指计算机对两组虹膜特征模版进行比对并给出结果所耗费的时间；平均识别速度指计算机从虹膜特征模版库中搜索出特定虹膜特征模版的速度，通常是一个统计平均值，其速度的快慢与虹膜特征模板库的分类方法有很大关系。

（5）认证和识别

虹膜识别系统有两种典型的工作方式：认证（Verification）和识别（Identification）。认证是指将现场采集到的待测虹膜样本与标本虹膜特征模版进行"一对一"比对，得出"是否是同一人"的结论；而识别则是将现场采集到的待测虹膜样本与虹膜特征数据库中的标本虹膜进行"一对多"的搜索比对，得出"有无此人"以及"此人是谁"的结论。认证和识别在比对算法的实现上侧重点不同，设计上也具有不同的技术特点。一般说来，"一对一"认证多用于民用场合，"一对多"的识别主要用于刑侦领域。

1.2.3 虹膜识别的实用价值

历经多年的发展，虹膜识别技术逐步完善、成熟，虹膜识别产品的性价比也在不断地提高，在很多场合都有了应用，有广阔的市场前景。目前，国外许多高技术公司正在试图利用虹膜识别技术来取代人们手中的信用卡或密码，并且已经开始在机场、银行和各种电子设备上进行了实际应用。

现在已有研制成功的虹膜识别系统应用于美国得克萨斯州联合银行的三个营业部门。储户两手空空就可以来银行办理业务。他们在取款机上取钱时，一台摄像机首先对用户的眼睛进行扫描，然后将扫描图像转化成数字信息与数据库中的资料进行核对，以确认用户的身份。一名储户说："我喜欢这种方法，因为它更安全，更方便。"

美国另一家公司设计的"虹膜通行证"已于美国北卡罗来纳州夏洛特道格拉斯国际机场正式启用。它使用最新眼睛虹膜识别技术来管理航空公司和机场职员进出的限制区域，不仅可以大大减轻机场的身份检验工作，还可有效保障机场和乘客的安全。

虹膜识别产品的主要用途还是虹膜门禁、金融系统、港口控制等需要高度安全的领域。例如,军事基地、枪械库、核能设施、物料放置库房、电脑机房、政府办公室、保密资料室等重要区域的门禁管制;银行金库、保险箱等重要的金融领域;港口航空系统等身份认证领域。在该领域,国外厂商先行一步。而目前国内从事该领域研究的只有中科膜识科技有限公司(中科院自动化所下属),该公司成立于 2000 年 8 月,拥有很强的技术实力,也是世界上第二家拥有核心算法的虹膜识别设备企业(另一家为美国的 IRIDIAN 公司);而在硬件开发上,中科膜识与日本 OKI 进行合作,由后者协助生产辅助硬件。该公司早期的注意力在金融系统、机场登陆系统、ATM 自动取款机等领域,由于具备得天独厚的优势(更适合黑眼睛的中国人使用,成本更低),且没有任何有力的竞争对手,中科膜识的发展速度极为迅猛,完全有机会成为国内虹膜识别技术领域的领导厂商。而该公司希望能够让虹膜识别技术进一步拓展到民用市场,如虹膜考勤机、虹膜门锁,甚至可能借助手机摄像头功能实现安全认证,这样借助手机进行移动电子商务就成为可能。这些市场都刚刚起步,发展前景极为广阔。而如果中科膜识能够在这些领域获得成功,那么将虹膜技术整合于笔记本电脑、PDA 等数字设备中将变得轻而易举。

1.3　本书的组织结构

本书共分七章,具体内容如下:

第一章,绪论:介绍本文的研究背景,对生物认证的技术和发展状况进行了简要的概括和比较,并且提出了虹膜识别的研究问题。

第二章,虹膜身份识别系统概述:对模式识别的方法进行了简单阐述,并对虹膜识别系统的工作流程和研究现状进行了粗略的概括。

第三章,虹膜图像预处理:对虹膜图像预处理的过程进行了分析,它包括虹膜区域定位、归一化、图像增强三个环节。在详细分析三个环节所采取方法的基础上,提出了基于统计的阈值分析方法,并把它应用于虹膜边缘检测。

第四章,虹膜特征提取与编码:给出了 Daubechies 小波系数的计算方法,分析了 Daugman 的基于二维复值 Gabor 变换的虹膜纹理相位编码方法,并提出了三种改进的算法:

(1)二维小波变换与积分图像相结合的方法。

(2)基于零谱矩滤波器的方法。

（3）一种基于一维特征的方法。

第五章，模式匹配及分类器设计：对模式匹配方法与分类器设计进行了研究，并提出了一种新的分类器，即 SIDASAM（Spectral Information Divergence and Spectral Angle Mapper）分类器。

第六章，基于奇异值分解和隐马尔可夫模型的虹膜识别方法：对本文提出的所有方法进行比较，概括了本文的主要贡献，提出下一步研究方向。

第七章，复合生物特征识别技术：通过构建人脸与虹膜识别系统来介绍复合生物认证的过程并验证融合算法的有效性。

第二章　虹膜身份识别系统概述

2.1　模式识别简介

虹膜识别属于模式识别这一范畴，模式识别系统一般分为图像数据获取、预处理、特征提取和选择、决策分类等几步。我们首先来简单介绍模式识别的相关理论。

"模式"（Pattern）是一个客观事务的描述，是指建立一个可用于仿效的完善的标本。它广泛存在于自然科学（如图像、文字、声音、物体等）和社会科学（如经济模式、政治模式等）。

"模式识别"（Pattern Recognition）按哲学的定义是一个"外部信息到达感觉器官并被转换成有意义的感觉经验"的过程，本质上是经过分析、判断、归类、识别出事物与哪个供仿效的标本相同或相似。

模式识别是 20 世纪 50 年代开始，60 年代兴起并迅速发展，70 年代奠定理论基础，从而建立了独立科学体系的一门新兴科学。

目前模式识别的理论和方法一般分为四大类。

1. 统计模式识别

统计模式识别是以概率统计理论为基础的，模式用特征向量描述，找出决策函数进行模式决策分类。不同的决策函数产生不同的模式分类方法。目前主要的统计模式识别方法有两类：一类是基于似然函数的模式分类方法，主要有 Bayes 决策、Neyman-Pearson 决策等；另一类基于距离函数的模式分类方法，这是一种集群分析方法。

2. 句法（或结构）模式识别

句法模式识别是以形式语言理论的概念为基础的。模式按其结构分解为子模式或模式基元，模式基元的连接关系以文法形式进行描述。这类似于英语中的单词按一定的文法连接而成。给定一个输入模式基元串，判断其是否被文法识别器（又称自动机）接受的过程就是模式识别。

20 世纪 80 年代后，随着计算机、人工智能、控制理论等的迅速发展，模式识别又形成了两种新的识别方法，即模糊模式识别和神经网络模式识别。

3. 模糊模式识别

模糊模式识别是模糊集理论在模式识别中的应用。人对客观事务的认识带有模糊性，如通常所说的"高矮、胖瘦"、"青年、老年"、"温和、剧烈"等都是带有模糊性的语言，人类利用这些模糊语言进行交流，并通过大脑分析和决策。模糊数学就是研究如何利用模糊信息对确定事物进行定量分析。因此，将模糊集理论用于模式识别系统，利用模糊信息进行模式决策分类，使计算机或机器带有接近人类的智能，这是非常重要的研究课题。

目前模糊模式识别的主要方法有：最大隶属原则识别法、接近原则识别法和模糊聚类分析法。

4. 神经网络模式识别

人工神经网络具有信息分布式存储、大规模自适应并行处理、高度的容错性等优点，是应用于模式识别的基础，特别是其学习能力和容错性对不确定的模式识别具有独到之处。在神经网络分类器中，首先计算匹配度，然后将其送到第二级输出，再反馈到分类器的第一级，用学习算法训练相应的网络权值，重复上述过程，直到达到期望目标为止。

神经网络分离器可完成以下任务：

（1）在输入被噪声污染的情况下，确定最能代表输入样本的类。

（2）分类器具有联想记忆功能，可用于残缺输入信息的恢复与联想。

（3）用作矢量编码器，作为图像识别的 A/D，起到数据压缩作用。

神经网络分类器是一种智能化模式识别系统，它可增强系统的学习能力、自适应能力和容错性，具有很强的发展应用前景。

2.2 虹膜识别系统的工作流程

虹膜识别的工作流程并不复杂：第一步，由一个专用的摄像头拍摄虹膜图像；第二步，专用的转换算法会将虹膜的可视特征转换成一定长度的虹膜代码（Iris Code）；第三步，识别系统会将生成的代码与代码库中的虹膜代码进行逐一比较，当相似率超过某个边界值时，系统判定检测者的身份与某个样本相符，而如果相似程度低于这个边界值，系统就会认为检测者的身份与该样本预期不符合，接着进入下一轮的比较（工作流程见图 2.1）。

尽管这个过程说起来非常简单，但真正实现起来却必须首先解决大量的技术问题，这些问题主要集中在虹膜图像的获取和设备的小型化方面。在采集虹膜图像的步骤中，摄像头要求能够准确聚焦。如果采集对象是固定的设备，那么精确聚焦毫无难度可言，可问题在于虹膜采集对象是活动的人物，而每个检测者的位置都不可能固定，因此一套智能型的摄像设备是必须的。在这一领域，国内外的虹膜识别厂商有着不同的实现解决方案，但它们都有体积较大的弊端；其次，要采集深色眼球的虹膜图案极为困难，尤其是对黑眼睛的东方人来说，普通摄像设备根本无法胜任，为解决这个问题，许多虹膜厂商都开发出专用的红外摄像设备。在采集虹膜图像时，红外摄像机首先将一道不可见的红外光束准确聚焦在虹膜表面，虹膜图案被红外光"照亮"，摄像机同时拍下虹膜图像。也许你会担心红外光直射会对检测者的眼球造成损伤，这种担心毫无必要，因为红外光的强度比电视遥控器还小，而且人眼在此过程中完全不会有任何异常的感觉。

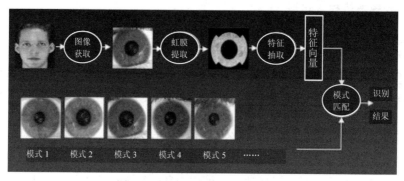

图 2.1　虹膜识别系统的工作流程

当虹膜图像采集下来之后，系统会根据既定的数学方法将图像转化成灰度图像，识别软件会自动判别反射光、色调的细微差异以及被遮掩的部分，并将这些噪声完全除去。接下来，虹膜图案会被转成矩形的条纹。由于虹膜图案非常对称，即便在转换或拍摄干扰因素造成的变形现象都可以通过数学方法进行有效修正。这样在经过多次数学处理之后，虹膜图案就变成一个带有独特生物特征的二进制数字记录，这个数字记录也被称为"模板"。

一个完整的虹膜识别系统由虹膜图像获取、虹膜图像预处理（包括虹膜区域定位、归一化、图像增强）、虹膜图像的特征提取、虹膜图像的模式匹配与分类器设计等环节所构成。下面分别介绍各个环节所完成的主要工作。

2.2.1　虹膜图像获取

虹膜图像的获取是虹膜识别系统的第一步，也是十分关键的一步。由于虹膜面积很小（一般直径在十几毫米左右），而且眼睛又是人体中极为敏感的部位，无法承受强光的照射，因此，要获得高质量的虹膜图像，就需要专门的设备和细心的操作。

在摄取图像时，需要注意以下几点：

（1）保证图像具有足够的分辨率和清晰度，这就需要加入辅助光源和红外线光源；

（2）须保证摄取的虹膜图像有很好的对比度，而且光照既充足又不会使人眼不舒服；

（3）摄取的图像要限制在一定范围内，如图像中除眼睛外，不应包含过多其他部位；

（4）摄取过程中，人工因素（如镜片的反光、光学上的色差等）应尽可能地消除。

关于图像获取目前有以下几种方法：

（1）J.G. Daugman 虹膜图像采集装置；

（2）R.P. Wildes 虹膜图像采集装置；

（3）中科院自动化研究所的虹膜图像采集装置。

本文中使用的虹膜图像数据库是从中科院自动化研究所（CASIA）模式识别国家重点实验室申请来的。CASIA 虹膜图像数据库（版本 1.0）包括 80 人（其中男 62 人，女 18 人）的 108 只不同眼睛的虹膜图像样本，每只眼睛有 7 幅 8 位灰度图像，分辨率为 320×280，分两个阶段在室内的环境下进行采集。本数据库包括第一个阶段 3 个样本，第二个阶段 4 个样本。由于采集过程得到了志愿者的配合，获得了质量较高的虹膜图像样本（如图 2.2 所示）。

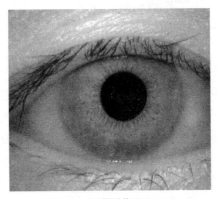

图 2.2　虹膜图像 001_1_1

2.2.2　虹膜图像预处理

虹膜图像预处理的目的是虹膜定位与归一化。通过获取装置采集的虹膜图像，通常不可能仅仅包含虹膜，往往还有眼睛的其他部分，比如眼睑、睫毛、眼白等，而且在高度非侵犯性系统中，由于对被试者不做要求，虹膜在图像中的位置与大小都会发生变化。因此，在进行虹膜识别之前，必须先确定出虹膜在图像中的位置并进行大小归一化。在某些情况下，虹膜图像的光照是不均匀的，这样会给虹膜识别的准确性带来影响；同时，虹膜的内边界（即瞳孔）的大小是会发生变化的，这将会使虹膜的纹理产生变形。以上这些情况都会影响虹膜图像的质量，从而给下一步的特征提取和准确匹配带来困难。为了实现精确的匹配，就要通过预处理消除上述各种因素，即消除"漂移"、"旋转"和"比例缩放"对虹膜图像的影响，其中"漂移"是由无法保证虹膜精确的位于图片的中心造成的；"旋转"是由头的倾斜或眼球的旋转造成的；"比例缩放"是由被摄者离镜头的远近不同造成的。虹膜图像的预处理包含虹膜定位、虹膜图像归一化和虹膜图像增强三个步骤。

2.2.3　虹膜图像的特征提取

虹膜特征提取和选择是对预处理后的数据进行分析、去粗存精的过程。由于原始图像数据量相当大，需要把这些数据转换为若干特征，这就是特征提取。为了提高分类处理的速度和精度，还需要在提取时选择最有代表性的特征，其信息冗余度最小，而且希望具有比例、旋转、位移不变性。

从数学上讲，特征提取相当于把一个物理模式变为一个随机向量，如果抽取和选择了 n 个特征，则物理模式可用一个 n 维特征向量描述，表现为 n 维欧式空间中的一个点。n 维特征向量表示为：

$$X = (x_1, x_2, ..., x_n)^T$$

在图像识别中，最基本的依据是图像的光谱（灰度）特征和空间（纹理）特征。图像的纹理特征反映的是像素灰度值的空间分布情况，图像中的纹理提取一般是指对随机性纹理特征的提取，为了能对图像中的纹理进行分析提取，就必须能够对其进行量化，即通过某种算法能够对图像中物体灰度级的变化进行量化表示。特别地，如果一个物体的灰度值接近于常数（即没有变化），则该物体就没有纹理。随机纹理一般用具有统计性质的参数来表示，如灰度级的标准偏差和自相关函数。纹理特征提取的结果是通过对给定邻域内像素灰度值的空间变化的分析，计算得出反映纹理特征的某一统计指标，形成纹理图像。纹理图像中每一像素的值反映了该像素在邻域内的某一纹理特征。

虹膜具有明显的可区别的空间特征，它可从很多方面表明，比如虹膜特征的差异（从虹膜整体的形状到细小的纹理特征）都能体现出来。对于虹膜图像只能利用相位信息来识别，因为图像的幅度差异不明显，并且受获取图像时的光亮、对比度等影响。有很多种算法能够提取虹膜的纹理特征，Daugman 的虹膜识别系统使用二维 Gabor 滤波器对虹膜图像进行分解滤波，从中提取相位信息，然后对提取之后的数据进行编码，从而形成虹膜特征向量。对虹膜样本图像进行编码后，将得到的"虹膜代码"存入虹膜数据库中进行"注册"。

2.2.4　虹膜图像的模式匹配及分类器设计

当要求进行登录者的身份验证时，首先通过虹膜采集装置实时获得登录者的虹膜图像，然后进行虹膜编码，将该"虹膜代码"与虹膜数据库中的虹膜码进行逐一比对，根据码字间的相似程度判断登录者的身份。

基于已提取的虹膜特征向量进行虹膜识别是一个典型的模式匹配问题，有很多分类器可以用在这里。根据分类器的设计原理，变换的有效性最好用分类器的错误概率来衡量。可惜的是，在大多数情况下，错误概率的计算是十分复杂的，因此必须采用其他近似的判别度量来判断分类效果的好坏。判别度量的方法有很多，比较常用的方法如：按距离度量的方法，按概率距离判据的方法，用散度准则函数的方法，Saito 提出的基于时频域能量分布来构建小波基函数的LDB（Local Discriminant Bases）方法，并在 LDB 基础上提出了基于概率密度估计的方法。这些方法各有千秋，在不同的领域有自己的实用价值，我们将在后续章节详细介绍。

2.3　虹膜识别系统的研究现状

到目前为止，已经有人提出了几种不同的虹膜识别算法。对虹膜的结构进行编码及识别的方法最早由英国剑桥大学 John Daugman 博士于 1993 年提出。Wilds 描述了一种基于虹膜识别的身份鉴定系统。Boles 等人提出了一种基于一维小波变换的虹膜特征提取算法。Daugman 所提出的方法被认为是可行的，现在已经成为包括 British Telecom, US Sandia Labs, UK National Physical Laboratory, The National Biometric Test Center of SJSU, EyeTicket, Siemens, Unisys, LG, IriScan, Iridian, Sensar, and Sarnoff 各实验室的处于公共测试阶段的虹膜识别系统的基础。不同的算法效果不同，而在这一领域，Daugman 博士的研究成果处于领先地位，目前所有的虹膜识别技术几乎都是以 Daugman 博士的专利和研究为基础，Daugman 博士的算法以二进制数据来表示每平方毫米面积的虹膜信息，这样在直径为 11 毫米的虹膜上，可以获取 266 个量化特征点。而在算法和人类眼部特征允许的情况下，该算法可生成 173 个二进制自由度的独立特征点，这在虹膜识别领域首屈一指。

而特征点越多，虹膜识别的精确率就越高，因此采用何种算法对识别系统的最终表现影响巨大。

2.4 小结

虹膜识别属于模式识别的范畴。

本章首先介绍了模式识别的基本概念，对目前模式识别的理论和方法做出了归类，并对统计模式识别、句法（或结构）模式识别、模糊模式识别及神经网络模式识别的研究内容做了简单的介绍。

其次用简短的文字描述了虹膜识别系统的工作流程，一个完整的虹膜识别系统是由虹膜图像获取、虹膜图像预处理（包括虹膜区域定位、归一化、图像增强）、虹膜图像的特征提取、虹膜图像的模式匹配与分类器设计等各个环节所构成的。虹膜图像的获取是虹膜识别系统中十分关键的一步，到目前为止，图像获取装置主要有 John Daugman 的虹膜图像采集装置、R.P. Wildes 的虹膜图像采集装置、中科院自动化研究所的虹膜图像采集装置。虹膜图像预处理是为了得到更为准确的虹膜纹理特征，这样才能在虹膜的模式匹配阶段取得理想的比较结果。

最后，结合近年来虹膜识别技术的研究现状，介绍了几种典型的虹膜识别系统，其中英国剑桥大学 John Daugman 博士的虹膜识别系统是目前几乎所有的虹膜识别技术的基础。

由于本章只是虹膜身份识别系统的概述，所以对虹膜识别系统的各个环节所用到的具体技术和算法仅加以概括和整理，并没有做深入的研究，在以下的章节中会逐步对各个环节的算法做详细的分析。需要指出的是，虹膜识别在生物认证领域是个发展很快的研究方向，新的方法层出不穷，它必将全面走向实际应用，走进人们的日常生活之中。

第三章　虹膜图像预处理

虹膜（Iris）图像预处理的目的是虹膜定位与归一化。通过获取装置采集的虹膜图像通常不可能仅仅包含虹膜，往往还有眼睛的其他部分，比如眼睑、睫毛、巩膜（Sclera）等，而且在高度非侵犯性系统中，由于对被试者不做要求，虹膜在图像中的位置与大小都会发生变化。因此，在进行虹膜识别之前，必须先确定出虹膜在图像中的位置并进行大小归一化。在某些情况下，虹膜图像的光照是不均匀的，这样会给虹膜识别的准确性带来影响；同时，虹膜的内边界即瞳孔（Pupil）的大小是会发生变化的，这将会使虹膜的纹理产生变形。以上这些情况都会影响虹膜图像的质量，从而给下一步的特征提取和准确匹配带来困难。为了实现精确的匹配，就要通过预处理消除上述各种因素对虹膜图像的影响。虹膜图像的预处理包含虹膜定位、虹膜图像归一化和虹膜图像增强三个步骤。

3.1　预备知识

3.1.1　灰度直方图

我们先来介绍灰度直方图的定义和性质：

（1）定义：灰度直方图是图像灰度级的函数，描述的是图像中具有该灰度级的像素的个数，其横坐标是灰度级，纵坐标是该灰度级频率（像素的个数）。

（2）性质：

- 灰度直方图是一幅图像中各像素灰度值出现次数或频数的统计结果，它只是反映该图像中不同灰度值出现的频率，而并不反映某一灰度值像素所在的位置。也就是说，它只包含了该图像中某一灰度值的像素出现的频率，而丢失了其所在位置的信息。

- 任何一幅图像，都能唯一地算出一幅与它对应的灰度直方图。但不同的图像可能有相同的灰度直方图。也就是说，图像与灰度直方图是一种多对一的映射关系。

- 由于灰度直方图是具有相同灰度值的像素统计计数得到的，因此一幅图像各子区的灰度直方图之和就等于该图像的灰度直方图。

3.1.2 边缘检测算子

边缘检测是图像处理、图像分析和计算机视觉领域内最经典的研究课题之一，是所有基于边界分割方法的第一步。边缘特征是图像最为有用的高频信息，是视觉系统最能强烈感受到的少数几个图像特征之一。如果一个像素落在图像中某一个物体的边界上，那么它的邻域将成为一个灰度级变化的带，对这种变化最有用的两个特征是灰度的变化率和方向，它们分别以梯度向量的幅值和方向来表示。经典的边缘检测方法是利用边缘检测算子进行的，常用的边缘检测算子有一阶微分算子（如 Roberts 算子、Prewitt 算子、Sobel 算子）、二阶微分算子（如 Laplacian 算子）、Kirsch 算子、Frei-Chen 综合正交算子、Canny 算子等[33]。现在比较普及的各种定位的方法，无非是用各种算子对虹膜的边缘进行精确定位。下面介绍几种常见的边缘检测算子（如图 3.1 所示）。

（1）罗伯特（Robert）边缘算子

罗伯特边缘算子是一种利用局部差分方法寻找边缘的算子，它使用了两个 2×2 模板。实际应用中，图像中的每个像元都用这两个模板进行卷积运算，为避免出现负值，在边缘检测时常取其绝对值。

1	0
0	-1

0	1
-1	0

-1	-2	-1
0	0	0
1	2	1

-1	0	1
-2	0	2
-1	0	1

（a）罗伯特（Robert）边缘算子　　　　（b）索贝尔（Sobel）边缘算子

-1	-1	-1
0	0	0
1	1	1

1	0	-1
1	0	-1
1	0	-1

0	-1	0
-1	4	-1
0	-1	0

-1	-1	-1
-1	8	-1
-1	-1	-1

（c）Prewitt 边缘算子　　　　　　（d）拉普拉斯边缘算子（Laplacian）

图 3.1　边缘检测算子

（2）索贝尔（Sobel）边缘算子

索贝尔边缘算子有垂直方向和水平方向的模板，前者可以检测出图像中水平方向的边缘，后者则可以检测图像中垂直方向的边缘。实际应用中，每个像元取两个模板卷积的最大值作为该像元的输出值，运算结果是一幅边缘图像。

（3）Prewitt 边缘算子

Prewitt 边缘检测算子有两个模板，它的使用方法同索贝尔算子一样，得到的结果也是一幅边缘图像。

（4）拉普拉斯边缘算子（Laplacian）

拉普拉斯边缘算子的模板与前述 3 个一阶导数算子不同，拉普拉斯边缘算子是一个二阶导数算子，其模板的基本特征是中心位置的系数为正，其余位置的系数为负，且模板的系数和为零。通过与上述 3 个算子的比较，可以看出该算子不能检测出边缘的方向性信息。

3.1.3　Hough 变换

Hough 变换（Hough Transform，HT）是图像处理中从图像中识别几何形状的基本方法之一，应用很广泛，也有很多改进算法。最基本的 Hough 变换是从黑白图像中检测直线（线段）。

我们先看这样一个问题：设已知一黑白图像上画了一条直线，要求出这条直线所在的位置。我们知道，直线的方程可以用 $y = kx + b$ 来表示，其中 k 和 b 是参数，分别是斜率和截距。过某一点 (x_0, y_0) 的所有直线的参数都满足方程 $y_0 = kx_0 + b$，即点 (x_0, y_0) 确定了一族直线。方程 $y_0 = kx_0 + b$ 在参数 k–b 平面上是一条直线（也可以是方程 $b = -kx_0 + y_0$ 对应的直线）。这样，图像 x–y 平面上的一个前景像素点就对应到参数平面上的一条直线。

我们举个例子说明解决前面那个问题的原理。设图像上的直线是 $y=x$，我们先取上面的三个点：A（0,0）、B（1,1）、C（2,2）。可以求出，过 A 点的直线的参数要满足方程 $b=0$，过 B 点的直线的参数要满足方程 $1=k+b$，过 C 点的直线的参数要满足方程 $2=2k+b$，这三个方程就对应着参数平面上的三条直线，而这三条直线会相交于一点（$k=1, b=0$）。同理，原图像上直线 $y=x$ 上的其他点（如（3,3）、（4,4）等）对应参数平面上的直线也会通过点（$k=1, b=0$）。这个性质就为我们解决问题提供了方法。

首先，我们初始化一块缓冲区，对应于参数平面，将其所有数据置为 0。对于图像上每一前景点，求出参数平面对应的直线，把这条直线上的所有点的值都加 1。最后，找到参数平面上最大点的位置，这个位置就是原图像上直线的参数。

上面就是 Hough 变换的基本思想，即把图像平面上的点对应到参数平面上的线，最后通过统计特性来解决问题。假如图像平面上有两条直线，那么最终在参数平面上就会看到两个峰值点。

依此类推。在实际应用中，$y = kx + b$ 形式的直线方程没有办法表示 $x=c$ 形式的直线（此时直线的斜率为无穷大）。所以实际应用中是采用参数方程 $\rho = x * \cos\theta + y * \sin\theta$。这样，图像平面上的一个点就对应到参数平面 ρ–θ 上的一条曲线上。其他的还是一样。

再看下面一个问题：我们要从一副图像中检测出半径已知的圆形来。这个问题比前一个还要直观。我们可以取和图像平面一样的参数平面，以图像上每一个前景点为圆心，以已知的半径在参数平面上画圆，并把结果进行累加。最后找出参数平面上的峰值点，这个位置就对应了图像上的圆心。在这个问题里，图像平面上的每一点对应到参数平面上的一个圆。

把上面的问题改一下，假如我们不知道半径的值，而要找出图像上的圆来。一个办法是把参数平面扩大成三维空间，即参数空间变为 x-y-R 三维，对应圆的圆心和半径。图像平面上的每一点就对应于参数空间中每个半径下的一个圆，这实际上是一个圆锥。最后当然还是找参数空间中的峰值点。不过，这个方法显然需要大量的内存，运行速度也会是个很大问题。

有什么更好的方法么？我们前面假定的图像都是黑白图像（二值图像），实际上这些二值图像多是彩色或灰度图像通过边缘提取来的。我们前面提到过，图像边缘除了位置信息，方向信息也很重要，这里就用上了。根据圆的性质，圆的半径一定在垂直于圆的切线的直线上，也就是说，在圆上任意一点的法线上。这样解决上面的问题，我们仍采用二维的参数空间，对于图像上的每一前景点，加上它的方向信息，都可以确定出一条直线，圆的圆心就在这条直线上。这样一来，问题就简单了许多。

接下来还有许多类似的问题，如检测出椭圆、正方形、长方形、圆弧等。这些方法大都类似，关键就是需要熟悉这些几何形状的数学性质。Hough 变换的应用是很广泛的，比如我们要做一个支票识别的任务，假设支票上肯定有一个红颜色的方形印章，我们可以通过 Hough 变换来对这个印章进行快速定位，再配合其他手段进行其他处理。Hough 变换由于不受图像旋转的影响，所以很容易用来进行定位。

3.2　虹膜定位算法概述

由图 2.2 可以看出，虹膜包含纹理的部分是内外两个近似圆形边界之间的部分，虹膜内侧与瞳孔相邻，外侧与巩膜相邻。但是，这两个圆不是完全同心的，需要分别对内外两个边界进行处理。虹膜定位的目的是要找出瞳孔与虹膜，虹膜与巩膜之间有两个边界，即内边界和外边界。通常我们把这两条边界近似为两个圆，只要知道圆心和半径，就可以唯一地确定一个圆，也就是说，虹膜定位就是在人眼图像中确定两对圆心和半径。虹膜定位是虹膜识别的重要而关键的一步，因人眼虹膜的唯一性体现在其纹理的细节特征，而所获的眼睛图像中，除虹膜以外的其他部分对于识别来说都是无用信息，因此定位虹膜是正确提取虹膜特征从而识别的前提。如今的虹膜识别技术已经比过去成熟很多，有代表性的是 Daugman 提出的算法和 Wildes 的算法，自然也产生很多实现虹膜定位的方法。不过各有利弊，具体采取哪种方法还需视具体情况和具体需求而定。

3.2.1 Daugman 的虹膜定位算法

此算法是 Daugman 博士于 1993 年在文献中提出的。在定位虹膜时使用了从粗到精的策略，最后达到单像素的精度，并估计出虹膜和瞳孔的中心及半径。一般来说，瞳孔的中心和虹膜是不同心的，瞳孔中心的重要性比虹膜的中心稍差一些，它的半径是虹膜半径的 0.1 到 0.8 倍。因此，决定瞳孔圆周的三个参数必须与虹膜的圆周分开估算。Daugman 博士提出了一个非常有效的微积分算子，这个算子能够精确地检测出虹膜的内外边缘。此算子定义如下：

$$\max_{(r,x_0,y_0)} \left| G_\sigma(r) * \frac{\partial}{\partial r} \oint_{r,x_0,y_0} \frac{I(x,y)}{2\pi r} \mathrm{d}s \right| \tag{3.1}$$

这里 $I(x,y)$ 是一幅虹膜图像（例如图 2.2 中的图像）的灰度分布；$G_\sigma(r)$ 是一个尺度为 σ 的高斯函数：$G_\sigma(r) = \frac{1}{\sqrt{2\pi}\sigma} \mathrm{e}^{\frac{-(r-r_0)^2}{2\sigma^2}}$，由于高斯函数的傅立叶变换仍然是高斯函数，所以 $G_\sigma(r)$ 在空域和频域都可以起到平滑滤波的作用；" $*$ "是一个卷积符号；$\oint_{r,x_0,y_0} \frac{I(x,y)}{2\pi r} \mathrm{d}s$ 表示的是 $I(x,y)$ 在以 r 为半径、(x_0,y_0) 为圆心的圆上的曲线积分。

该微积分算子作用于图像，通过不断增大半径 r，沿以半径为 r 和中心坐标为 (x_0,y_0) 的圆弧 $\mathrm{d}s$ 进行轮廓积分。求出线积分后，该算子紧接着对线积分求偏导，原因在于沿梯度方向的方向导数达到最大值，也就是说，梯度的方向是函数 $I(x,y)$ 在这点增长最快的方向，而对于圆来说就是半径方向。然后与均值为 r_0、方差为 σ 的高斯函数 $G_\sigma(r)$ 卷积，选择适当的 σ 进行平滑滤波，消除噪声以利于检测边界处的梯度变化。用式（3.1）定位虹膜内外边缘的过程就是在参数空间 (x_0,y_0,r) 搜索灰度变化的最大绝对值的过程。这个算子的实际功能就像一个圆形边缘探测器。在半径 r 不断增大的同时，函数在由三维参数空间 (x_0,y_0,r) 所确定的积分路径上求最大的曲线积分导数。

公式（3.1）实现了查找瞳孔边缘和虹膜外边缘的功能。由于当波长比较长的近红外线光源被使用时，边缘分界线本身经常会有非常柔和的对比度，因此对虹膜外边缘的初始搜索应该包括瞳孔内部的细节以提高算法的鲁棒性。如果这个由粗到精的迭代搜索过程对瞳孔边缘和虹膜外边缘达到了单像素的精度，我们就停止上述搜索，同时用一个类似的寻找上下眼睑的边缘的算法开始搜索。这时候在公式（3.1）中的曲线积分路径由圆形变为了弧形，被用于描述眼睑边缘信息的参数也根据标准统计方法进行了调整。执行这些所有定位操作的结果就是虹膜组织被从整个图片区域中分离了出来。就像图 3.2 中在两只眼睛上所作的标记。

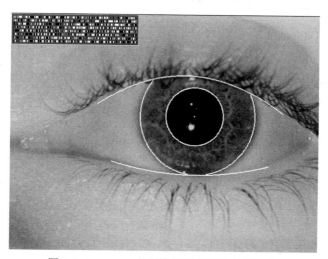

图 3.2　Daugman 的摄取装置得到的虹膜图像

3.2.2　Wildes 的虹膜定位算法

此算法是 MIT 人工智能研究室的 Wildes 博士于 1997 年在文献中提出的。算法分为两步，第一步将灰度图转化为二值边缘化，第二步由边缘点进行投票得到准确的边界轮廓参数值。

边缘是图像中灰度发生急剧变化的区域边界，图像灰度的变化情况可以用图像灰度分布的梯度来反映。因此可以利用基于梯度的边缘检测算子来检测边缘像素。这个算子的定义如下：

$$\left| \nabla G(x,y) * I(x,y) \right| \tag{3.2}$$

其中，$\nabla \equiv \left(\dfrac{\partial}{\partial x}, \dfrac{\partial}{\partial y} \right)$，$G(x,y) = \dfrac{1}{2\pi\sigma^2} \mathrm{e}^{\frac{-(x-x_0)^2 - (y-y_0)^2}{2\sigma^2}}$。

$G(x,y)$ 是一个二维的高斯函数，其中心为 (x_0, y_0)，方差为 σ。通过选择适当的 σ 进行平滑滤波，消除噪声以利于检测边界处的梯度变化。

 投票过程是通过 Hough 变换来实现的，它得出了虹膜的内外边界轮廓的参数。对于已经得到的一系列边缘像素点 $(x_j, y_j), j = 1, 2, ..., n$ ，Hough 变换定义如下：

$$H(x_c, y_c, r) = \sum_{j=1}^{n} h(x_j, y_j, x_c, y_c, r) \qquad (3.3)$$

其中

$$h(x_j, y_j, x_c, y_c, r) = \begin{cases} 1, & g(x_j, y_j, x_c, y_c, r) = 0 \\ 0, & g(x_j, y_j, x_c, y_c, r) \neq 0 \end{cases} \qquad (3.4)$$

而

$$g(x_j, y_j, x_c, y_c, r) = (x_j - x_c)^2 + (y_j - y_c)^2 - r^2 \qquad (3.5)$$

 Hough 变换是利用图像的全局特性而将边缘像素连接起来组成区域封闭边界的一种方法。在预先知道区域形状的条件下，利用 Hough 变换可以方便地得到边界曲线，将不连续的边缘像素点连接起来。Hough 变换的主要优点是受噪声和曲线间断的影响较少，可以直接检测某些已知形状的目标。由于我们已经事先知道了虹膜的内外边缘为圆形，因此就可以用上述的 Hough 变换来进行检测。

 首先让 x_c、y_c、r 这三个参数在一定的范围内依次变化（具体变化范围在后面进行讨论），对于 $j = 1, 2, ..., n$ ，由式（3.5）计算出 $g(x_j, y_j, x_c, y_c, r)$ 的值，进而对每一组固定的 (x_c, y_c, r) 计算出 $h(x_j, y_j, x_c, y_c, r)$ 的值，将这个数值带入式（3.3）中进行累加，得到 $H(x_c, y_c, r)$ ，使其达到最大值的那一组 (x_c, y_c, r) 即为所求的圆心与半径。

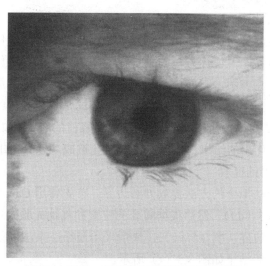

图 3.3　Wildes 的摄取装置得到的虹膜图像

用同样的方法可以去检测上下眼睑，只不过眼睑的形状是弧形的，可以把式（3.5）中圆的方程改变为椭圆的方程。

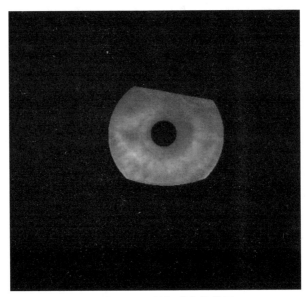

图 3.4　Wildes 的虹膜定位结果

3.2.3　中科院自动化所王蕴红、谭铁牛等的虹膜定位算法

此定位算法分为以下两步。

（1）内边界的提取

与眼睛的其他部分相比，瞳孔要暗得多。因此先采用二值化的方法分离出瞳孔，提取内虹膜边界。二值化方法的关键在于阈值的选取。具体做法是，先计算出整个图像的灰度直方图，它应该有两个主要的峰值，其中的第一个峰值对应的就是瞳孔区域灰度集中的范围，第二个峰值对应的是虹膜区域的灰度集中范围。显然，提取瞳孔的二值化阈值应该选择在第一个峰值的右侧（如图 3.5（b）所示）。图 3.5（c）是二值化后的结果，可以看出，瞳孔被成功地分离出来。

（2）外圆边界的提取

采用最小二乘法拟合的方法提取外圆边界。首先使用 Canny 算子对原图像进行边缘提取（图 3.5（d）），然后根据瞳孔的位置和其他先验知识去除一些无用的点，比如眼眉和内边界（图 3.5（e）），最后采用最小二乘法进行拟合。

虹膜定位的最后结果如图 3.5（f）所示。

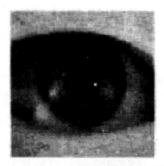
（a）原始输入图像

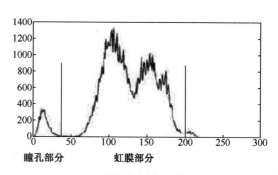
（b）虹膜图像的灰度直方图

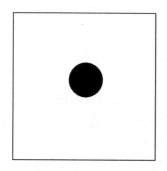
（c）二值化方法定位瞳孔

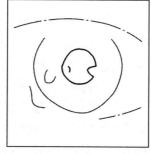
（d）边缘提取的结果

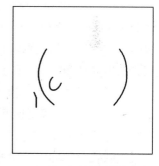
（e）修正后的虹膜边缘

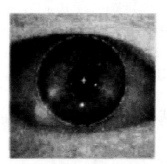
（f）虹膜定位的结果

图 3.5　虹膜定位

3.2.4　常用虹膜定位算法比较

以上介绍的三种虹膜定位算法是比较典型、常见及应用比较广泛的。与此同时，近几年有不少从事图像处理的研究者提出了一些基于以上几种算法的改进方法，在文献中都有提到。

Daugman 的虹膜定位算法是利用虹膜环形的几何特点，通过一个微积分算子（圆形边缘检测器）提取虹膜的内外边缘。这种方法因为采用盲目搜索，检测时间长，造成计算上的浪费。

Wildes 的虹膜定位算法是对虹膜图像边缘检测后提取边界，再对二值化边缘图像进行 Hough 变换。这种定位圆心和半径的方法需要根据三个参量的变化来搜索，因此，计算量和存储量与参数空间呈指数关系而造成搜索复杂，所用时间较长。

王蕴红、谭铁牛等提出的虹膜定位算法利用二值化的方法分离瞳孔，用 canny 算子提取图像边缘，然后用最小二乘法拟合外边界，但是由于瞳孔以外低灰度区域的存在，这样分离后仍然可能无法准确定位瞳孔。

文献[50]提出了一种利用标准差定位瞳孔结合圆检测算子的算法，定位速度比 Daugman 的方法快 4～5 倍，但是该算法和文献[33]中的算法一样，必须保证图像的直方图有明显的双峰特性，除了瞳孔之外，其他区域再没有低灰度区域，否则无法把瞳孔和睫毛、眼角等低灰度区域区分开来。

为了避免计算上的浪费，文献[51]提出了一种利用灰度投影先对瞳孔进行粗定位，然后再用圆灰度梯度检测算子精确定位瞳孔和虹膜外边缘的两步定位算法，在定位速度上有所改进；文献[52]提出了一种利用眼睛的灰度特征快速检测瞳孔的最大弦长，从而定位瞳孔的方法。对比上述用圆灰度梯度检测算子的瞳孔定位方法，该方法在准确度和速度上都有较大改进；文献[56]根据圆的对称性和基于 Hough 变换的半径直方图投票决策进行虹膜定位；由于虹膜和巩膜的边界通常较模糊，采用一般的边缘检测方法较难找到虹膜外边缘轮廓，因此，这三种虹膜定位算法几乎无一例外地都使用了文献[35]提出的微积分算子进行虹膜外边缘的定位，而这种微积分算子的计算开销较大。

3.3　基于统计原理的虹膜定位算法

为了解决虹膜定位的快速性和准确性问题，本文提出了一种新的虹膜定位算法。该算法首先根据巩膜、虹膜和瞳孔的灰度信息，取瞳孔所在的矩形区域来定位瞳孔的圆心 $p(x_0, y_0)$ 与半径 r_0，然后针对复杂噪音干扰下的虹膜与巩膜的边界，提出了一种基于统计原理的边缘检测阈值分析方法，提取出虹膜外边界像素，最后采用最小二乘法进行拟合，得到虹膜外圆的圆心 $O(x_1, y_1)$ 与半径 R。

3.3.1　瞳孔圆心与半径的定位

（1）分离瞳孔区域

拍摄到的眼图的灰度分布具有一定的特点，一般而言，巩膜灰度值比虹膜灰度值大，即巩膜比虹膜亮。同样道理，可知道虹膜比瞳孔灰度值大，即虹膜比瞳孔亮。而瞳孔的灰度值远小于眼睛其他部分的灰度值，受外界因素的干扰比较小，并且分布比较集中。利用这一特点，首先采用二值化的方法分离瞳孔区域。确定二值化的阈值之后，对整幅图像进行二值化，瞳孔区域就粗略地分离出来了。

（2）去除图像中的干扰噪声

在二值化后的图像上，仍然存在着由于浓密的睫毛、眼睑的覆盖或者光照不均匀等原因造成的噪声，采用9×9的中值滤波器滤除噪声。经过中值滤波后，图像中的噪声大部分都远离瞳孔区域，分散到图像的边缘。

（3）确定瞳孔的圆心半径

首先在图像边缘裁减去一定宽度像素（对于一幅有分析价值的图像，瞳孔不应该位于图像的边缘，否则虹膜会有很大部分位于图像之外），这样裁减之后对虹膜部分没有影响，却减少了搜索范围（本文裁减了10个像素）。然后在裁减后的区域内，根据其灰度值分布确定瞳孔所在的位置，具体过程如下：

设瞳孔的圆心为$p(x_0, y_0)$，瞳孔半径为r_0。二值化以后的图像为$I(x, y)$。其在水平方向的灰度投影量以及在垂直方向的灰度投影量的分布分别为：

$$I'(y) = \sum_x I(x, y)$$
$$I'(x) = \sum_y I(x, y)$$

我们先定位瞳孔圆心。瞳孔圆心的定位原理如下：在x轴方向灰度值和最小的（即最暗的）纵坐标值就是瞳孔中心所在的纵坐标位置。同理，在y轴方向灰度值和最小的也是瞳孔中心所在的横坐标位置。所以，瞳孔的圆心$p(x_0, y_0)$是水平方向与垂直方向灰度值和最小的两条直线方向的交点。

接下来求瞳孔的半径：上面已经由二值化求出瞳孔的图像。我们再利用"圆的最长弦是直径"这一规则，在水平和垂直方向进行扫描，累计出来每一行和每一列中灰度值为零的像素的个数，然后在水平方向和垂直方向各取一个最大值，取其中较小的一个除以2。这样就求出了瞳孔的半径，也就是虹膜的内径r_0。

在正常的凝视状态下，上下眼睑及睫毛会遮盖一部分虹膜，它们不会对瞳孔的定位有任何影响，但是会影响到虹膜外边界的定位。而且虹膜外边界与巩膜在边缘处的对比不是特别明显，过渡带也比较宽。因此我们不能用上面的方法来对虹膜外圆圆心及半径进行定位。

3.3.2 基于统计原理的边缘检测阈值分析方法

此方法首先应用统计函数提取图像中梯度大的一个区域，再由非极值抑制算法提取虹膜外边缘像素。本文在选择阈值前，对每一像素的梯度值进行局部标准化，去除模糊和全局阈值选择的不合适性。所做分析的统计特性使得输入参数的选择对噪音图像具有鲁棒性，能有效处理图像中的随机噪音。实验结果与经典的边缘检测算法进行比较，结果表明本文所提出的算法具有稳定性强、鲁棒性好的特性。

边缘检测算子检查每个像素的邻域并对灰度变化率进行量化，有很多种方法可以使用，其中大多数是基于方向导数求卷积的方法。这些方法都直接或间接地涉及到了边缘阈值的确定问题。边缘阈值的选择是边缘检测的关键问题之一，阈值取得过高，便不能检测出低幅度的边缘像素，阈值取得过低会将噪声误检为图像边缘。通常，人们在选取阈值时，总是针对整幅图像取一个固定的全局阈值，这个阈值一般是通过人眼对边缘图像的观察来调整和确定的。而图像边缘提取的好坏也总是以人的主观观察作为评判依据的。边缘检测的基本问题是检测精度与抗噪性能间的矛盾。由于图像边缘和噪声均为频域中的高频分量，简单的微分运算会增加图像中的噪声，因此，在微分运算之前应采取适当的平滑滤波以减少高频分量中噪声的影响。

本算法基于标准的统计公式对虹膜图像每一点梯度向量的偏差使用方差——协方差矩阵来估计，用该矩阵来标准化每一像素的梯度向量，应用统计函数来提取图像中梯度值很大的一个区域，再使用非极值抑制从该区域中提取边缘像素。所做分析的统计特性使得输入参数的选择对噪音图像具有鲁棒性，能有效处理图像中的随机噪音。

（1）数学原理

考虑一个大小为 $m \times n$ 的数字灰度图像，用二元函数估计图像表面，用 Z_{ij} 表示图像的 (i, j) 像素的灰度值，并假设灰度值为具有某种一般分布的随机变量的集合，在 (x, y) 像素 Priestly-Chao 型[52]核平滑器 f 由下式给出：

$$f(x, y) = \frac{1}{2\pi mnh^2} \sum_{i=1}^{m} \sum_{j=1}^{n} K\left(\frac{x-i}{h}\right) K\left(\frac{y-j}{h}\right) Z_{ij} \qquad (3.6)$$

这里，$K(x) = (\sqrt{2\pi})^{-1} \exp(-(1/2)x^2)$ 为 Gaussian 核函数，h 为光滑参数。一旦 h 给定，$f(x, y)$ 就代表在给定光滑尺度模拟域的图像的表面。

$f(x, y)$ 在 x、y 方向的偏导数分别按下式计算：

$$f_x(x,y) = \frac{1}{2\pi mnh^2} \sum_{j=1}^{n} a_{j,h}(y) \left\{ \sum_{i=1}^{m} a'_{i,h}(x)Z_{ij} \right\} \tag{3.7}$$

$$f_y(x,y) = \frac{1}{2\pi mnh^2} \sum_{i=1}^{m} a_{i,h}(x) \left\{ \sum_{j=1}^{n} a'_{j,h}(y)Z_{ij} \right\} \tag{3.8}$$

式中，$a_{i,h}(x) = K((x-i)/h)$，$a_{j,h}(y) = K((y-j)/j)$，$a'_{i,h}(x)$ 为 $a_{i,h}(x)$ 的导数。

注意到 $(f_x(x,y), f_y(x,y))$ 为光滑函数 $f(x,y)$ 在像素点 (x,y) 的梯度向量，图像数据偏差的估计由下式给出：

$$\sigma^2 = \frac{1}{mn} \sum_{i=1}^{m} \sum_{j=1}^{n} (Z_{ij} - f(i,j))^2 \tag{3.9}$$

对每一个像素点 (x,y)，$(f_x(x,y), f_y(x,y))$ 的方差——协方差矩阵由 $\sum(x,y)$ 定义，这里：

$$\sum(x,y) = \begin{pmatrix} \sigma_{11}(x,y) & \sigma_{12}(x,y) \\ \sigma_{12}(x,y) & \sigma_{22}(x,y) \end{pmatrix} \tag{3.10}$$

其中：$\sigma_{11}(x,y)$、$\sigma_{12}(x,y)$、$\sigma_{22}(x,y)$ 可由式（3.7）、式（3.8）、式（3.9）计算得到，即

$$\sigma_{11}(x,y) = \xi \sum_{i=1}^{m} \sum_{j=1}^{n} a_{j,h}^2(y) a'^2_{i,h}(x) \tag{3.11}$$

$$\sigma_{22}(x,y) = \xi \sum_{i=1}^{m} \sum_{j=1}^{n} a_{i,h}^2(x) a'^2_{j,h}(y) \tag{3.12}$$

$$\sigma_{12}(x,y) = \xi \sum_{i=1}^{m} \sum_{j=1}^{n} a_{i,h}(x) a_{j,h}(y) a'_{i,h}(x) a'_{j,h}(y) \tag{3.13}$$

其中：$\xi = \sigma^2 / (2\pi mnh^2)^2$，对每一个像素点 (x,y) 定义统计函数 $S(x,y)$ 为：

$$S(x,y) = (f_x, f_y) \sum{}^{-1}(x,y)(f_x, f_y)^T \tag{3.14}$$

整理后，（3.14）式可化简为：

$$S(x,y) = \frac{f_x^2 \sigma_{22}(x,y) + f_y^2 \sigma_{11}(x,y) - 2\sigma_{12}(x,y)f_x f_y}{\sigma_{11}(x,y)\sigma_{22}(x,y) - \sigma_{12}^2(x,y)} \tag{3.15}$$

$S(x,y)$ 代表像素点 (x,y) 标准化的幅值，对每一个像素点都要计算 $S(x,y)$，如果发现它的值充分大，该像素就被认为是边缘像素。

（2）算法分析

注意到，按照上述过程得到的结果可能为一个包含边缘像素的区域，但还没有精确检测到边缘像素。我们知道，边缘是图像灰度变化最大的地方。因此，为

了得到光滑且连续的边缘，使用非极值抑制算法从该区域中检测边缘像素，对于统计函数我们使用两个阈值 S_1 和 S_2（$S_1 < S_2$）来实现。

算法的实现步骤：

1）输入大小为 $m \times n$ 的灰度水平图像 I_{inp}，阈值 S_1、S_2 及光滑参数 h。

2）计算大小为 $m \times n$ 的两个矩阵 $(f_x(i, j))$ 和 $(f_y(i, j))$，这里 $f_x(i, j)$ 和 $f_y(i, j)$ 代表光滑图像函数 $f(i, j)$ 在像素点 (i, j) 的 x、y 方向的偏导数，$1 \leqslant i \leqslant m$，$1 \leqslant j \leqslant n$。

3）定义所有元素为 0 的 $m \times n$ 矩阵 I_{temp} 和 I_{out}。

4）对于 $i = 1, 2, \cdots, m$，$j = 1, 2, \cdots, n$，使用 $f_x(i, j)$ 和 $f_y(i, j)$ 应用非极值抑制算法。如果使用非极值抑制算法像素 (i, j) 没有被抑制，那么利用式（3.15）计算像素 (i, j) 的 S 的值；如果 $S \geqslant S_2$，那么 $I_{temp}(i, j) \leftarrow 2$，否则如果 $S \geqslant S_1$，那么 $I_{temp}(i, j) \leftarrow 1$。

5）对于 $i = 1, 2, \cdots, m$，$j = 1, 2, \cdots, n$，如果 $I_{temp}(i, j) = 2$，那么跳到 $Track - edge(i, j)$。

子程序 $Track - edge()$ 通过检查其与已判定为边缘像素的连通性，表明梯度幅值在高、低阈值之间的像素为边缘像素。子程序的算法如下：

$$Track - edge(i, j)$$

如果 $I_{out}(i, j) \neq 1$，那么：

1）$I_{out}(i, j) \leftarrow 1$。

2）对于 $a = i-1, i, i+1$，$b = j-1, j, j+1$，如果 $(a, b) \neq (i, j)$，并且 (a, b) 不属于所考虑像素 (i, j) 的集合，以及 $I_{temp}(a, b) > 0$，那么 (a, b) 为边缘轨迹。

非极值抑制算法：

1）在像素 (x, y) 附近 3×3 的邻域内，沿着垂直于边缘方向的假设像素的梯度幅值插值，利用式（3.7）和式（3.8）计算 $f_x(x, y)$ 和 $f_y(x, y)$ 来得到 (x, y) 处的梯度向量。

2）如果 (x, y) 处的梯度幅值不是插值幅值中的最大值，那么 (x, y) 就不是边缘点。

3.3.3 虹膜外边界的定位

我们对具有噪音的虹膜图像进行了大量实验，确定了输入参数的默认值 $h = 1$，$S_1 = 5$，$S_2 = 15$。通过基于统计的边缘检测阈值分析方法得到了虹膜的外边界像素点。最后采用最小二乘法进行数据拟合，就能得到虹膜外圆的圆心 $O(x_I, y_I)$ 与

半径 R。定位后的结果见图 3.6。

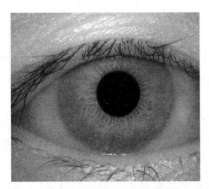 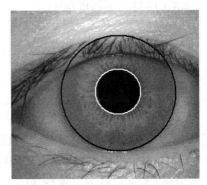

（a）原始的虹膜图像　　　　　　　　（b）定位后的虹膜图像

图 3.6　虹膜图像 001_1_1 的定位

本节所给出的算法与经典的边缘检测算法进行比较，得到了很好的定位结果。本文算法能够给出更清晰的边缘，具有很好的抗噪特性。这是因为边缘是一个像素的局部特性，所以在形成统计函数时使用局部标准化是有意义的。所做分析的统计特性使得输入参数的选择对噪音图像具有鲁棒性，能有效处理图像中的随机噪音。在选择阈值前，对每一像素的梯度值进行局部标准化，能去除模糊和全局阈值选择的不合适性，由此产生稳定、鲁棒、光滑的表面。

3.4　基于水平集方法的虹膜定位算法

3.4.1　内边缘定位算法

虹膜的内边缘即是瞳孔的外边界。常用的内边缘定位方法有采用二值化阈值分离瞳孔的方法，也有采用投影法来定位瞳孔的位置。

1. 瞳孔阈值分割算法

瞳孔阈值分割算法采用的是二值化的方法分离出瞳孔，提取虹膜内边界。二值化阈值分割方法的关键在于阈值的选取。具体做法是：先计算出整个图像的灰度直方图，它应该有两个主要的峰值，其中的第一个峰值对应的就是瞳孔区域灰度集中的范围；第二个峰值对应的是虹膜区域的灰度集中范围。显然，提取瞳孔的二值化阈值应该选择在第一个峰值的右侧。然而，这种通过灰度直方图峰值和谷值确定分离瞳孔的灰度阈值的方法存在以下不足：

（1）当灰度直方图不存在明显的峰值与谷值时，这种方法的效果很差。

（2）同时，由于虹膜图像的灰度直方图非常不平滑，这样在灰度直方图中寻找局部极大或极小值难度很大。

2. 投影法

为了解决虹膜定位的快速性和准确性问题，本文根据瞳孔灰度值低的特性，提出了一种新的虹膜内边缘定位算法，该算法采用粗定位与精定位相结合的二步定位法。

（1）粗定位：用窗口估计瞳孔中心。由于瞳孔本身具有的低灰度特性，其灰度值大都小于其周围的区域图像的像素值，而且在整个人眼图像中其灰度值也明显要小，本文提出采用窗口粗定位瞳孔中心的方法。

设 $Window(x,y,s)$ 为位置 (x,y)、边长为 s 个像素且元素全部为 1 的方阵。则瞳孔位置的粗略估计为：

$$(x_p^*, y_p^*) = \{(x,y) \mid \min(\bigcup_{x,y} Window(x,y,s) * I(x,y))\} \tag{3.16}$$

这样利用瞳孔灰度值低的特点设计一个窗口和图像求卷积，将卷积最小的位置作为瞳孔估计位置。窗口的大小可以选择为瞳孔半径大小的统计均值，如 $s=45$。

光源可能会在人眼产生像点，特别是在瞳孔区域，如果对这部分点不加以处理，可能会造成瞳孔位置估计偏差太大，因此利用亮点灰度值较大而瞳孔灰度较低的特点，对图像中灰度值较大的像素点进行处理。观察原始虹膜图像可以发现，以瞳孔为圆心半径相等的地方灰度值相近。因此设置一个阈值 T，一般设为 100，瞳孔的灰度值一般小于该值。大于此阈值的点（反光造成的白斑），灰度值变换为以瞳孔为圆心，以此点到圆心的距离为半径的所有点灰度值的平均值。

$$I(x,y) = \begin{cases} I(x,y) & I(x,y) < T \\ I_{avg} & I(x,y) \geqslant T \end{cases} \tag{3.17}$$

$$I_{avg} = \frac{1}{N} \sum I(x,y) \tag{3.18}$$

$I(x,y)$ 为点 (x,y) 的灰度值。N 为半径为 r_0 上的点的个数。

（2）精定位：利用 canny 算子对图像进行边缘检测，以粗定位点 (x_p^*, y_p^*) 为圆心，向 8 个方向寻找边界上的点。然后，以中垂线法确定瞳孔圆心，得到的圆心不是完全重合，用多点平均来确定最后的圆心 (x_p, y_p)。以 (x_p, y_p) 为圆心，以到找到的所有边界点的距离平均作为半径 r_p。

3. 实验结果

本节分别对标准的虹膜图像及带遮挡的虹膜图像进行定位，都能得到准确的定位结果，如图 3.7 所示。实验结果表明，本文所提出的算法与经典的边缘检测算法比较，求得瞳孔半径和圆心更简单、省时，边缘更清晰，具有更大的稳定性和抗干扰性，对于带低灰度睫毛遮挡的图像仍能得到较好的定位效果。

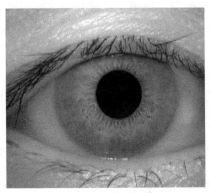 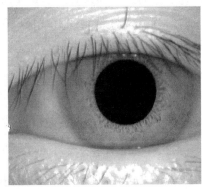

（a）原始虹膜图像

圆心及半径（137,183,38）　　　　　圆心及半径（130,163,83）

（b）瞳孔分割结果

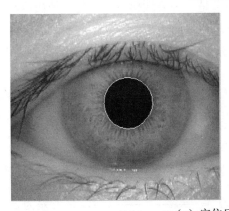 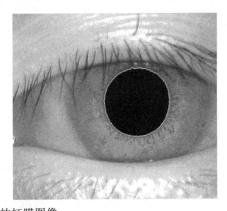

（c）定位后的虹膜图像

图 3.7　虹膜图像内边缘定位

3.4.2　外边缘定位算法

1. Snake 模型

Snake 模型是一种经典的参数活动轮廓模型，该模型在感兴趣区域定义一条带能量的曲线：$C(s) = (x(s), y(s)), s \in [0,1]$，它具有能量 E_{snake}，由内部能量 E_{int} 和外部能量 E_{ext} 组成，在内部能量和外部能量的共同作用下，使曲线朝能量最小化方向演化，最终得到目标边界。

$$E = \int_0^1 (E_{int}(C(s)) + E_{ext}(C(s)))\mathrm{d}s \tag{3.19}$$

其中，内部能量保证曲线的弹性和光滑性：

$$E_{int}(C(s)) = \frac{1}{2}[\alpha(s) \cdot |C'(s)|^2 + \beta(s) \cdot |C''(s)|^2] \tag{3.20}$$

式（3.20）中，第 1 项是弹性项，阻碍对曲线的拉伸，使曲线具有弹性；第 2 项是刚性项，阻止曲线弯曲，保证曲线的光滑性。

外部能量由图像信息决定，用来吸引曲线到目标边界，定义如

$$E_{ext}(C(s)) = -|\nabla I(C(s))|^2$$

或

$$E_{ext}(C(s)) = -|\nabla[G_\sigma(C(s) * I(C(s)))]|^2 \tag{3.21}$$

其中，G_σ 是二维高斯函数，σ 是标准差，∇ 为梯度算子，I 为图像灰度。

上述泛函通常用差分方法进行求解。用变分法可以求得 Snake 运动方程：

$$\frac{\partial C}{\partial t} = [\alpha C']' - [\beta C'']'' - \nabla E_{ext} \tag{3.22}$$

Snake 模型的基本思想是使 Snake 曲线受能量控制朝能量减少的方向运动，达到目标边界时能量 E_{snake} 最小。Snake 模型是一种线性模型，也是一种快速有效的图像分割模型，然而由于刚性项的约束，使得曲线难以进入深度凹陷的区域，且不能进行拓扑改变，对不同的目标进行分割时，参数的选取往往需要先验知识。

2. 几何活动轮廓模型

针对 Snake 模型的缺点，Caselles 等人提出了几何活动轮廓模型，它克服了参数化 Snake 模型的缺点，将 Snake 模型中的刚性约束项去除，并将内外约束项合并产生新的能量方程：

$$\frac{\partial C}{\partial t} = g(|\nabla I|)(k + c_0) \cdot \bar{N}_0 \tag{3.23}$$

其中，$g(\cdot)$ 是单调递减函数，一般取 $g(|\nabla I|) = \dfrac{1}{1 + |\nabla G_\sigma * I|^p}$，$G_\sigma$ 是方差为 σ 的高斯函数，*表示卷积，p 取 1 或 2。k 为曲线的曲率，c_0 为常数。

几何活动轮廓模型较参数活动轮廓模型有很多优点。但是，其求解过程使用显式的欧拉方法，为了使模型求解中保持解的稳定性，其迭代步长被限制在很小的范围内，这使得该模型时间效率较低。

3. 水平集模型

水平集方法最初由 OSHER 和 SETHIAN 提出，是用欧拉方法求解隐式偏微分方程的一种具体实现方式。水平集方法具有容易处理和跟踪曲线拓扑结构变化（如处理曲线演化过程中分裂、合并等拓扑结构的变化，以及使演化曲线进入深度凹陷区域）、对奇异点不敏感等优点，在目标跟踪及识别、计算机视觉、医学图像处理及军事等领域有着广泛的应用潜力。

目前，水平集模型大体上可以分为两类：一类是基于图像的梯度信息，典型代表就是 Caselles 等人提出的测地线模型，使得曲线的演化完全独立于曲线的参数，广泛地应用于图像处理和计算机视觉领域；另一类则是直接基于图像的灰度信息，如 Chan 和 Vese 提出的演化方法（CV 方法），它具有初始轮廓选取灵活、自动检测目标内部轮廓等优点。

水平集方法的最大优点是在曲线或曲面演化过程中，曲线或曲面不依赖于活动轮廓线的参数化方式，因此可以很自然地处理曲线的拓扑结构的变化。但是，水平集方法在图像分割的应用中还存在着以下问题：

（1）水平集方法要求对整个图像定义域中所有点的水平集函数进行更新，其计算复杂度高；

（2）如果任意给定初始演化曲线将会大大增加迭代时间，也提高计算的复杂程度。同时，轮廓过大或过小都会造成演化曲线不能很好地收敛至目标轮廓；

（3）在使用水平集方法处理低对比度或边界模糊图像时，通常会出现在局部梯度极大值区域及虚假边缘处停止演化等问题。

（1）水平集方法的主要思想。

水平集方法是一种全新的求解几何曲线演化的方法，它没有跟踪不同时刻曲线的运动情况，而是在固定的坐标系中更新不同时刻下水平集函数来模拟曲线的演化。它以隐含的方式来表示平面闭合曲线，并将曲线演化转化成数值偏微分方程的求解问题。水平集方法无须事先知道图像中目标的数目，并且在演化过程中，不必考虑曲线的拓扑变化；另外由于它得到的轮廓本身就是封闭的，因此不需要其他弥补处理。水平集算法应用于几何曲线演化时，可以避免演化曲线的参数化过程，这是基于参数的曲线变形模型所不具有的。

水平集方法的基本思想是：将平面闭合曲线隐含地表达为三维连续函数曲面的一个具有相同函数值的同值曲线。这样，遵循一定的关系，二维曲线的演化就转换为三维水平集函数曲面的演化。通过截取不同时刻三维空间连续函数曲面的水平层，就可以得到当前时刻二维平面闭合曲线的位置和形状。通常将目标曲线隐含的表示为 $\{\phi(x,y)=0\}$ 零水平集函数中，即 t 时刻，$C(p,t):0\leq p\leq 1$ 对应于 $\phi(x,y,t)$ 的零水平集[38]：

$$\begin{cases} C(p,0)=\{(x,y)\,|\,\phi(x,y,0)=0\} \\ C(p,t)=\{(x,y)\,|\,\phi(x,y,t)=0\} \end{cases} \qquad (3.24)$$

通常，水平集函数 ϕ 用闭合曲线生成的符号距离函数（Signed Distance Function，SDF）表示。曲线 C 将平面划分为内部和外部区域，符号距离函数为 $\phi(x,y)=\pm d$，d 表示平面上的点 (x,y) 到曲线的距离。一般定义曲线内部点的距离符号为负，曲线外部的点距离符号为正。由于曲线随时间演化，因此距离函数改写为 $\phi(x,y,t)=\pm d$，$\phi(x,y,t=0)=0$ 即对应初始零水平集。

为使演化过程中，ϕ 零水平集的平面闭合曲线始终满足曲线演化的偏微分方程，即

$$\frac{\partial C}{\partial t}=V(k)\overline{N} \qquad (3.25)$$

通过对 ϕ 的演化寻找零水平集，从而隐式地求出曲线的演化。水平集演化方程为：

$$\frac{\partial \phi}{\partial t}=<\nabla\phi,C_t>=<\nabla\phi,V\overline{N}>=V<\nabla\phi m\frac{\nabla\phi}{|\nabla\phi|}>=V\,|\nabla\phi| \qquad (3.26)$$

该方程可以很容易地使曲线在演化过程中合并、断裂等，从而实现拓扑改变。

（2）水平集方法的数值解法。

由于水平集函数在演化过程中始终保持为一个函数，因此可用有限差分格式求解，为得到稳定的数值解，需求解其满足熵条件的解[39]，其求解公式为：

$$\phi_{ij}^{n+1}=\phi_{ij}^n-\Delta t(\max(V_{i,j},0)\nabla^+ + \min(V_{i,j},0)\nabla^- - k_{i,j}((D_{i,j}^{0y})^2+(D_{i,j}^{0x})^2)^{1/2}) \qquad (3.27)$$

其中，

$$\nabla^+=(\max(D_{i,j}^{-x},0)^2+\min(D_{i,j}^{+x},0)^2+\max(D_{i,j}^{-y},0)^2+\min(D_{i,j}^{+y},0)^2)^{1/2}$$

$$\nabla^-=(\min(D_{i,j}^{-x},0)^2+\max(D_{i,j}^{+x},0)^2+\min(D_{i,j}^{-y},0)^2+\max(D_{i,j}^{+y},0)^2)^{1/2}$$

$D_{i,j}^{-x},D_{i,j}^{+x},D_{i,j}^{-y},D_{i,j}^{+y}$ 用差分表示为

$$D_{i,j}^{-x}=\frac{\phi_{i,j}-\phi_{i-1,j}}{h},\quad D_{i,j}^{+x}=\frac{\phi_{i+1,j}-\phi_{i,j}}{h},\quad D_{i,j}^{-y}=\frac{\phi_{i,j}-\phi_{i,j-1}}{h},\quad D_{i,j}^{+y}=\frac{\phi_{i,j+1}-\phi_{i,j}}{h}$$

4. 水平集改进算法

水平集函数 $\phi(x,y,t)$ 的演化方程为

$$\frac{\partial \phi}{\partial t} + F \mid \nabla \phi \mid = 0 \qquad (3.28)$$

式（3.28）是一个标准的 Hamilton-Jacobin 方程。方程中的 F 是与轮廓线法线方向的速度相关的某种函数，一般包含与图像和曲线有关的项，如梯度信息、曲率信息等，速度函数控制曲线的演化。速度函数 F 一般由边界检测函数、常数项 F_0 和一个依赖曲率的速度项 $F(k)$ 组成，即

$$F = g \cdot (F_0 + F(k)) \qquad (3.29)$$

其中：曲率 $k = div\left(\dfrac{\nabla \phi}{|\nabla \phi|}\right) = \dfrac{\phi_{xx}\phi_y^2 - 2\phi_x\phi_y\phi_{xy} + \phi_{yy}\phi_x^2}{(\phi_x^2 + \phi_y^2)^{3/2}}$，$g$ 就是停止力，同时具

有对图像进行平滑的作用，边界检测函数 g 依赖于图像的梯度信息停止演化：

$g = \dfrac{1}{1+\|\nabla G_\sigma * I\|^m}$，$m \geqslant 1$，$G_\sigma$ 是标准方差为 σ 的高斯核函数。

5. 重新初始化

Hamilton- Jacobin 方程（式 3.28）的解并不能够保持符号距离函数的形式，因此，在某些网格点处 $|\nabla \phi|$ 会非常大。而在实际应用中，必须不断地重新初始化 ϕ，确保它是一个符号距离函数以保持计算稳定性，即满足 $|\nabla \phi| = 1$。通常采用如下迭代方法重新初始化 ϕ 为符号距离函数[41]：

$$\begin{cases} \phi_t = \text{sgn}(\phi)(1 - |\nabla \phi|) \\ \phi(0, \cdot) = \phi(t, \cdot) \end{cases} \qquad (3.30)$$

这种方法仅靠变形后 ϕ 的符号 $\text{sgn}(\phi)$ 来保证计算准确性，避免其导致零水平集的偏移，并且要保证每个点在式（3.28）都收敛，计算量较大。因此，引入如下能量项来衡量函数 ϕ 偏离符号距离函数的程度：

$$P(\phi) = \int_\Omega \frac{1}{2}(|\nabla \phi| - 1)^2 \, dxdy \qquad (3.31)$$

它的几何意义是计算所有网格点处函数 ϕ 的梯度值偏离单位 1 的平方和（常系数仅仅是为了后面系数化简的方便）。这个能量项的大小恰好反映了函数 ϕ 梯度的变化幅度。随着函数 ϕ 不断地演化，$P(\phi)$ 项可以控制住这种形变，使函数 ϕ 最大限度地保持符号距离函数的特征，即确保它的梯度值在单位 1 附近变动。

对 $P(\phi)$ 求导可得：

$$\frac{\partial P}{\partial t} = \Delta \phi - div\left(\frac{\nabla \phi}{|\nabla \phi|}\right) = div\left(1 - \frac{1}{|\nabla \phi|}\right)\nabla \phi \qquad (3.32)$$

其中，$(1 - 1/|\nabla \phi|)$ 是扩散速度。当 $|\nabla \phi| < 1$ 时，扩散速度为负，其结果将弱化水平集函数和符号距离函数的差距；当 $|\nabla \phi| > 1$ 时，扩散速度为正值，可以弥补两

者之间的偏差。

6. 区域信息应用

要利用水平集模型分割图像，只需找到一个合适的速度函数（式（3.29）），使给定的曲线正好在物体的边缘处停止演化。然而，传统的水平集模型仅将图像的梯度信息作为轮廓线停止运动的停止力，在离散空间无法保证轮廓线在到达区域边缘时，停止力达到无穷大，而速度函数完全降为零，对于边界较弱的图像会出现边界泄露问题，导致得到错误的分割结果。针对此问题，本文结合区域信息对速度函数进行改进。

计算初始曲线 C 所围区域 Ω 的统计特征，记为 $S_0 = (S_{01}, S_{02})$。取 S_{01} 为该区域内像素的灰度均值，S_{02} 是该区域内像素的灰度方差，Ω 的统计特征可以近似地看作待分割目标的统计特征。取得 Ω 的特征后，考查图像上每个点的区域统计特征，即以点 $p(x,y)$ 为中心，$k \times k$ 区域的特征，一般取 $k = 3$。计算统计特征 $S(x,y) = (S_1(x,y), S_2(x,y))$，得到该区域和 Ω_0 的统计特征的相似度：

$$\gamma(x,y) = \left\| S(x,y) - S_0 \right\| \tag{3.33}$$

其中，$\|\cdot\|$ 为向量范数。

定义点 $p(x,y)$ 所在的区域信息为：

$$g^{(1)}(x,y) = 1 - \exp(-v(T_1 - \gamma(x,y))^4) \tag{3.34}$$

其中，v 为常数，$0 < \gamma < 1$。T_1 为阈值，当点位于目标内部时，该点所在区域与目标区域的相似度接近为零，$g^{(1)}(x,y)$ 值接近于 1；当点位于背景区域时，该点所在区域与目标区域的相似度接近为较大，$g^{(1)}(x,y)$ 值接近于 1；当点位于边界区域时，该点所在区域与目标区域的相似度接近为 T_1，$g^{(1)}(x,y)$ 值接近于零。

计算每个点的梯度信息，得 $g^{(2)}(x,y)$：

$$g^{(2)}(x,y) = \frac{1}{1 + \left\| \nabla G_0 * I(x,y) / L \right\|^m} \quad (L \text{ 为梯度阈值}) \tag{3.35}$$

最后，对式（3.29）的 g 项进行了改进，从而得到：

$$g(x,y) = \lambda g^{(1)}(x,y) + (1-\lambda)g^{(2)}(x,y) \quad 0 \le \lambda \le 1 \tag{3.36}$$

改进的水平集模型为：

$$\frac{\partial \phi}{\partial t} = p(\phi) + g(x,y)(V_0 + \varepsilon k)|\nabla \phi| + b\nabla g \nabla \phi$$

式中：V_0 类似于 Snake 模型中的气球力；曲率项 εk 等价于模型的刚性力，在曲线的演化过程中能平滑掉曲线变形较大的部分；$\nabla g \nabla \phi$ 称为边界吸引项，表示作用于形变曲面的图像数据力在法线方向上的投影，并将边缘附近的零水平曲线引向图像的边缘；$g(x,y)$ 被称为速度停止项。

7. 外边缘定位具体算法

下面给出所提出算法的具体步骤：

（1）确定算法中所用到的参数，如曲率 k、阈值等。

（2）以检测到的虹膜内边界作为初始零水平集曲线，标识曲线包围区域中的点、曲线上的点、区域外的点。

（3）以初始零水平集曲线为基准，结合内点、外点、曲线上点的标识，得到有符号距离函数。

（4）定义曲面的演化速度 F。

（5）对水平集方程进行离散化并求解。

水平集方程的离散形式为：

$$\Phi_{ij}^{n+1} = \Phi_{ij}^n + \Delta t \begin{bmatrix} V_0[\max(g_{ij},0)\nabla^+ + \\ \min(g_{ij},0)\nabla^-] + \\ b\{\max[(g_x)_{ij},0]D_{ij}^{-x} + \\ \min[(g_x)_{ij},0]D_{ij}^{+x} + \\ \max[(g_x)_{ij},0]D_{ij}^{-y} + \\ \min[(g_x)_{ij},0]D_{ij}^{+y}\} + \\ \varepsilon g_{ij}k_{ij}^n(D_{ij}^{0x^2} + D_{ij}^{0y^2})^{1/2} \end{bmatrix} \qquad （3.37）$$

其中：曲率 k_{ij}^n 用中心差分格式逼近；D_{ij}^{-x}、D_{ij}^{+x}、D_{ij}^{0x} 分别是 Φ 函数关于 x 的后向、前向和中心差分；g_x 是 x 方向上 $g(x,y)$ 的导数；∇^+ 和 ∇^- 取为：

$$\nabla^+ = [\max(D_{ij}^{-x},0)^2 + \min(D_{ij}^{+x},0)^2$$
$$+ \max(D_{ij}^{-y},0)^2 + \min(D_{ij}^{+y},0)^2]^{1/2}$$
$$\nabla^- = [\max(D_{ij}^{+x},0)^2 + \min(D_{ij}^{-x},0)^2 \qquad （3.38）$$
$$+ \max(D_{ij}^{+y},0)^2 + \min(D_{ij}^{-y},0)^2]^{1/2}$$

（6）如果已达到稳态解，则终止演化；否则 $n=n+1$，重新迭代运算。

（7）演化终止后，记零水平集为 C，那么 C 就是所求得的图像分割结果。

本文的初始 LevelSet 函数为 $(x-137)^2 + (y-183)^2 = 40^2$，取时间步长 $\Delta t = 0.1$，在相同的条件下，当迭代步数 $n=864$ 时，该方法收敛到稳态解。图 3.8 为最终定位结果。

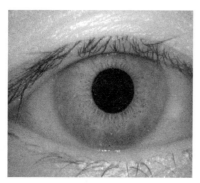
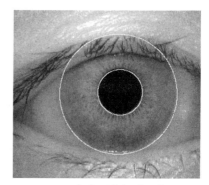

（a）原始虹膜图像　　　　　　　　（b）定位后的虹膜图像

图 3.8　虹膜图像外边缘定位结果

　　从图 3.8 中可以看出，本文所提出的改进水平集方法取得了与传统的曲线演化方法近似的分割结果，在图像边缘定位上有着更好的效果。实验结果表明，基于图像边缘和区域信息相结合的方法具有较好的分割效果。这是由于在模型构造上采用结合边缘与区域的水平集模型，其综合了水平集方法和变分能量极小化模型的特点，能够容易地处理模型拓扑结构的自适应变化，同时在一定程度上克服了显式迭代方法对迭代步长的苛刻限制，可以适当地选择较大的步长，在保证算法稳定性的基础上，可以减少迭代次数以提高计算效率，其收敛速度比改进前快。

3.5　虹膜图像的噪声处理

　　在虹膜识别系统中，我们感兴趣的主要是虹膜环形区域的纹理，而在实际识别系统中，采集到的图像除了包括虹膜区域外，还有巩膜、瞳孔、眼睑、眼睫毛等。在定位模块中已经将虹膜区域从整个眼睛图像中提取出来了，但是由于定位模块中得到的虹膜图像仍可能包含非虹膜因素，这些干扰因素如果作为虹膜纹理特征进入虹膜编码模块的话，将会出现不准确的虹膜代码，从而影响识别的精度。

　　我们将虹膜环形区域中这些可能的干扰因素统称为虹膜区域噪声。通过对大量虹膜图像的观察与分析，文中将虹膜区域噪声主要分为下面三种：

　　（1）大面积连续缓慢变化的"白噪声"：这种噪声的主要代表是上下眼睑，这种噪声投射到虹膜区域内，主要表现为灰度比较均匀，虽然可能由于光照的原因灰度分布会略有起伏，但是总地说来，这种噪声的灰度值较高，大于其附近的虹膜区域；并且这种噪声的分布位置比较固定，比如下眼睑大多是在虹膜 225°～

315°的范围内。

（2）小面积高亮"白噪声"：这种噪声主要是指分布在瞳孔区域和虹膜区域的反射光斑，比起眼睑等噪声而言，这些光斑的面积较小，位置不固定，与采集装置的照明光源的位置有关。这些噪声有个突出的特点是灰度值很高，明显高于虹膜和瞳孔的灰度值，所以可以比较容易地将这些噪声提取出来。

（3）不规则"黑噪声"：这种噪声主要是上下眼睫毛，下眼睑上的眼睫毛稀疏、短小，通常是向外翻，很少投影在虹膜区域上，而上眼睑上的眼睫毛因人而异，有的长而密，有的短而稀。通常这种噪声灰度值很小，但由于光照等因素影响，部分睫毛的灰度值会与虹膜纹理的灰度值相差不大，给虹膜识别带来困扰。

通过大量的实验证明，上面这三种噪声是干扰虹膜编码识别的主要因素，我们根据这三种噪声对虹膜编码的危害程度不同，采取了不同的措施。

3.5.1 眼睑噪声处理

眼睑噪声包括上眼睑和下眼睑，上下眼睑张开的程度不同，裸露出的虹膜区域面积也不同。当张开的程度较小时，虹膜区域部分将被眼睑遮住。如果这部分眼睑作为有效虹膜区域带入虹膜编码模块，那么得到的虹膜编码可信度将大大降低。虽然比较容易将眼睑和虹膜区分开来，但是随着眼球在眼眶中移动、旋转，眼睑在虹膜区域中的位置也发生变化。上眼睑的投影位置在 45°～135°的范围内，下眼睑的主要投影在 225°～315°范围内，所以本书主要讨论眼睑在虹膜区域的这个范围内的处理方法。

从虹膜生理角度可知，虹膜的大部分纹理集中在瞳孔附近，越靠近虹膜外边界纹理越少。在虹膜编码时，可以根据需要忽略虹膜外边缘附近的区域；从图像角度，可以看出虹膜的外边缘附近灰度分布均匀，起伏不大。眼睫毛和眼睑从图像上可以很容易地与虹膜区域区分开，其灰度值也与虹膜区域的有差异，通常眼睫毛的灰度值比虹膜的低，尤其与虹膜外边缘附近的虹膜的像素相比，眼睫毛的灰度值要低得多，眼睑的灰度值通常都比虹膜区域像素的灰度值高。

我们用基于灰度的边缘检测算子来检测眼睑的边缘，由于虹膜区域内的眼睑边缘近似椭圆，故采用二次抛物曲线对上下眼睑分别进行拟合，从而将眼睑区域从虹膜区域中剔除。

假设上下眼睑的方程分别是 $x(t)$ 和 $y(t)$：

$$\begin{cases} x(t) = a_0 t^2 + b_0 t + c_0 \\ y(t) = a_1 t^2 + b_1 t + c_1 \end{cases}$$

搜索上式中的参数 $a_0, b_0, c_0, a_1, b_1, c_1$，利用 Hough 变换将图中的点投影到参数空间中，并建立累加数组，记录各参数值出现的次数，利用投票决策得到累加和数组中最大值点所对应的 $a_0, b_0, c_0, a_1, b_1, c_1$，由此参数决定的抛物线曲线即为眼睑的边缘。

上面这种眼睑拟合的方法在系统中能将眼睑边缘较好地勾勒出来，将眼睑从虹膜区域排除。但是，Hough 变换计算量很大，我们可以由先验知识采取相应的措施缩小搜索和变换的范围。从而减少运算量，提高定位速度。最后的定位结果如图 3.9 所示。

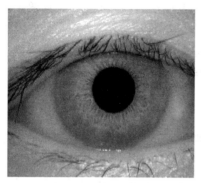 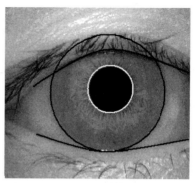

（a）原始的虹膜图像　　　　　　　　（b）最后的定位结果

图 3.9　虹膜图像 001_1_1 的最后定位结果

3.5.2　眼睫毛噪声处理

虹膜区域内的眼睫毛对虹膜纹理分析的危害性也很大，当眼睫毛投影在虹膜区域中的数量较多时，需要将它作为一种干扰噪声加以去除，这种噪声在虹膜区域内的表现形式主要从两方面来考查：①稀疏还是浓密；②在虹膜区域投影长还是短；

由于虹膜编码识别算法本身具有一定抗干扰能力，当眼睫毛稀疏且短时，对虹膜识别的影响还不是很大。但是如果眼睫毛的数量较多且较长时，虹膜编码算法很容易将这些眼睫毛认为是虹膜的纹理部分，得到不准确的虹膜编码。

在现有虹膜识别系统中，对于眼睫毛的处理介绍得很少。通常在定位时只取固定的区域，如 45°～135° 和 225°～315° 作为虹膜编码的范围，以避开上下眼睑和眼睫毛的干扰。但是随着眼球的运动，眼睫毛和眼睑遮挡虹膜区域的角度范围也是不同的，这种简单的取固定区域的作法还不能满足要求。

我们将眼睫毛分成两种，一种是分散的眼睫毛；另一种是连成一片的眼睫毛。对前一种，使用 1D Gabor 滤波器对图像中的点作卷积运算，如果卷积值小于一个阈值，则认为该点属于眼睫毛点。判别式如下：

$$f(x) \times G(x, \mu, \sigma) < T_1$$

对于后一种情况，我们是这样处理的，如果对于虹膜区域内某点来说，以其为中心的 11×11 的邻域的方差小于阈值，则认为该点是眼睫毛点。判别式如下：

$$\sigma^2 = [\sum_{i=-5}^{5} \sum_{j=-5}^{5} (f(x+i, y+j) - \mu)^2]/121 < T_2$$

其中 $\mu = (\sum_{i=-5}^{5} \sum_{j=-5}^{5} |f(x+i, y+j)|)/121$，$T_1$ 和 T_2 都是预先设定的阈值。

3.5.3　光斑噪声处理

当有光线照射在虹膜区域上时，会在虹膜区域上反光，从图像上看就是一些位于瞳孔区和虹膜区内的光斑。另外，当被录入者在录入时戴着眼镜，镜片也会在眼睛上留下影子。

由于光斑噪声的灰度值通常都比较高，远高于瞳孔区域的像素，也高于虹膜区域像素，论文从光斑和虹膜的灰度值角度入手，根据下面的式子判断是不是光斑像素。

$$f(x, y) \geq T_3$$

当虹膜上的点的灰度值大于预先设置制的阈值时，就认为该点属于光斑点。

虹膜区域的光斑是由外界装置带入的，属于"引入噪声"，这种噪声比起前两种噪声而言，危害不是很大，但是也是识别系统中的不利因素，在图像采集时光场分布比较均匀，这种噪声也会得到抑制。

3.6　虹膜图像的归一化

虹膜归一化过程就是在虹膜定位完成后，以内外圆圆心坐标和半径为参数，将直角坐标系下虹膜灰度图像映射到双无量纲的极坐标系图像。对虹膜图像进行归一化处理，可以将环形的虹膜图像展开成固定分辨率的矩形图像，矩形图像中包含了全部可用的虹膜纹理信息。该矩形图像中的虹膜纹理信息被进一步编码，以供匹配使用。虹膜归一化的目的是将每幅原始图像调整到相同的尺寸和对应的位置，从而消除平移，缩放和旋转对于虹膜识别的影响。

由于摄像头到人脸的距离不一样，相同的虹膜图像如果是在不同时间采集到的，它们的尺寸可能不一样。光线的强度不同以及一些其他的原因会造成瞳孔的收缩或放大，这些因素会影响瞳孔边界到虹膜外边界的实际距离（假设在每个虹膜图像中，瞳孔边界到虹膜外边界的实际距离的平均值用 Len 来表示）。为了解决这些问题，在很多文献中提出了一些实际有用的方法。本文提出了一种新的归一化方法，首先将所有虹膜图像的瞳孔边界到虹膜外边界的平均距离规格化，假设它为一个常量 Len0，Len0 的具体值是由虹膜图像数据库中全部虹膜的相应数值来决定的。本文在试验中使用的是 CASIA 虹膜图像数据库的图像样本，图像分辨率为 320×280，对于其中所有的虹膜图像，其 Len 的值都在 55～70 个像素之间。通过多次试验观察，我们取 $Len0 = 56$。

设瞳孔的圆心为 $p(x_0, y_0)$，虹膜外圆的圆心为 $o(x_I, y_I)$，瞳孔半径为 r_0，虹膜半径为 R，瞳孔圆心与外圆圆心的相对位置有以下几种情况：

（1） $x_0 = x_I$；

（2） $x_0 > x_I, y_0 \geqslant y_I$；

（3） $x_0 > x_I, y_0 \leqslant y_I$；

（4） $x_0 < x_I, y_0 \geqslant y_I$；

（5） $x_0 < x_I, y_0 \leqslant y_I$。

在这里，我们以第（2）种情况为例。我们采用极坐标变换的方法进行归一化。由于虹膜的内外圆边界不是同心的，所以这种极坐标变换也不是同心的。我们取 (x_0, y_0) 为极坐标系的中心，$\overrightarrow{op}$ 为极轴。则 $\overrightarrow{op}$ 与 x 轴的夹角 $\alpha = \arctan \dfrac{y_0 - y_I}{x_0 - x_I}$，首先将原来的直角坐标系沿逆时针方向旋转 α 角作旋转变换，变换公式为：

$$\begin{cases} x' = x\cos\alpha - y\sin\alpha \\ y' = x\sin\alpha + y\cos\alpha \end{cases}$$

我们记旋转变换后的虹膜图像为 $I(x_i, y_i)$，把虹膜图像从直角坐标系转换到结果不变的极坐标系，对于直角坐标系中的每一点 (x_i, y_i)，转换公式如下：

$$r_i = \frac{Len0}{Len}(\sqrt{(x_i - x_0)^2 - (y_i - y_0)^2} - r_0) \tag{3.39}$$

$$\theta_i = \begin{cases} \arctan\left(\dfrac{y_i - y_0}{x_i - x_0}\right) & (x_i > x_0, y_i \geqslant y_0) \\[2ex] \pi - \arctan\left(\dfrac{y_i - y_0}{x_i - x_0}\right) & (x_i < x_0, y_i \geqslant y_0) \\[2ex] 2\pi - \arctan\left(\dfrac{y_0 - y_i}{x_i - x_0}\right) & (x_i > x_0, y_i \leqslant y_0) \\[2ex] \pi + \arctan\left(\dfrac{y_i - y_0}{x_i - x_0}\right) & (x_i < x_0, y_i \leqslant y_0) \\[2ex] \pi/2 & (x_i = x_0, y_i > y_0) \\[1ex] 3\pi/2 & (x_i = x_0, y_i < y_0) \end{cases} \tag{3.40}$$

　　这种映射对于虹膜图像的旋转、平移和尺度变化以及瞳孔的收缩都具有不变性。进行上述变换之后，从任何假想圆提取出来的信息必须归一化成具有相同的数据点。归一化的值 N 最好是 2 的乘方，是一个整数。这样做的原因是为应用二进制小波变换提供方便。这个归一化常数可以改变，N 值越大，虹膜特征可以划分得越详细，那么匹配就越精确；反之，N 值越小，匹配精度会降低，但可以提高匹配速度。

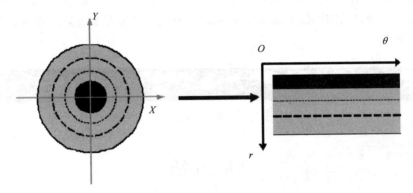

图 3.10　虹膜图像从直角坐标系到极坐标系的转换

　　我们在这里将归一化之后的图像，在极坐标系 (r,θ) 下展开成一个大小为 M×N 的矩形，如图 3.11 所示。

图 3.11　归一化的虹膜图像

3.7　虹膜图像的增强

　　图像增强技术根据增强处理过程所在的空间不同，可分为基于空间域的增强和基于频率域的增强两类。前者直接在图像所在的二维空间进行处理，即直接对每一像元的灰度值进行处理；后者则是首先将图像从空间域按照某种变换模式（如傅立叶变换）变换到频率域，然后在频率域空间对图像进行处理，再将其反变换到空间域。

　　我们此时已经得到了虹膜的矩形归一化图像，由于多方面的原因，使得虹膜图像上的光照不能完全均匀分布，这样将会影响纹理分析的效果。此时的图像存在下面问题：

（1）由于光源照射不均、曝光不均等，使图像半边暗半边亮，图像成像不均匀。

（2）有的图像过于黯淡，有的图像比较亮，图像视觉质量参差不齐。

（3）对虹膜编码有用的虹膜纹理与"背景"差别不明显。

为了解决上面的问题，提高图像的可懂度，本书采用直方图修正的方法来突出我们感兴趣的虹膜纹理区域，对图像进行增强处理。根据虹膜矩形归一化图像的特点，以累积分布函数作为转换函数，对展开后的虹膜图像进行了局部的直方图均衡化，增强后的图像如图 3.12 所示。此方法实现了图像增强，减少了非均匀光照的影响。

图 3.12　图像增强的结果

3.8　小结

虹膜图像具有特殊的环状特征，并且由内到外的平均灰度呈现阶梯状分布。本章从虹膜图像的这些特点出发，首先介绍了虹膜图像预处理的目的与任务，即虹膜定位与归一化。通过获取装置采集的虹膜图像通常不可能仅仅包含虹膜，往往还有眼睛的其他部分；而且在高度非侵犯性系统中，虹膜在图像中的位置与大小都会发生变化；在某些情况下，虹膜图像的光照是不均匀的。因此，在进行虹膜识别之前，为了实现精确的匹配，就要通过预处理消除上述各种因素对虹膜图像的影响。虹膜图像的预处理包含虹膜定位、虹膜图像归一化和虹膜图像增强 3 个步骤。

其次介绍了目前使用得比较广泛的几种虹膜定位算法，包括 Daugman 的定位方法、Wildes 的定位方法以及王蕴红、谭铁牛等人的定位方法等，并对这些虹膜定位方法做了简单的分析与比较，进而提出了一种改进的虹膜定位方法，即基于统计的阈值分析方法，此方法应用统计函数提取图像中梯度大的一个区域，再由非极值抑制算法提取边缘像素。

再次，为了克服平移、缩放和旋转对虹膜图像的影响，给出了一种基于极坐标的归一化方法。

最后，使用局部直方图均衡化的图像增强算法，很好地解决了光照不均匀对识别结果的影响。

第四章　虹膜特征提取与编码

虹膜图像经过预处理后得到一幅纹理图像，目前有许多纹理分析的方法可以用来进行虹膜特征的提取与编码，其中应用最广泛的是 Daugman 提出的二维复值 Gabor 变换。在这里我们提出了三种特征提取方法：
（1）二维小波变换与积分图像相结合的方法；
（2）基于零谱矩滤波器的方法；
（3）一种基于一维特征的方法。

4.1　预备知识

4.1.1　小波分析简介

小波分析（Wavelet Analysis）是自 1986 年以来由于 Y. Meyer, S. Mallat 及 I. Daubechies 等的奠基工作而迅速发展起来的一门新兴学科，它是傅立叶分析划时代的发展结果。它的发展历史可以追溯到 1909 年 Haar 的工作。从现代小波分析的观点来看，在 1930 年前后有许多与小波有关的新方向的出现，其中有 Lévy，Littlewood 与 Paley，Franklin 及 Lusin 的工作。此后，由于第二次世界大战的影响，没有出现什么进展性的工作。与现在的小波分析有关的主要工作是 1960 年 Calderón 及 1980 年 Grossmann 与 Morlet 的研究，后人称为"原子分解"。特别是 1986 年以后的工作，由于其应用的广泛性使这个学科发展非常迅速。

小波分析同时具有理论深刻和应用十分广泛的双重意义。它是一个时间和频率的局域变换，因而能有效地从信号中提取信息；同时又可以通过伸缩和平移等运算功能对函数或信号进行多尺度分析，因而小波变换被誉为"数学显微镜"，它在数学领域本身的许多学科、信号分析、图像处理、计算机识别、数据压缩、边缘检测等方面都已取得了具有科学意义和应用价值的重要成果。

4.1.2　多分辨分析

定义 4.1　空间 $L^2(R)$ 中的一列闭子空间 $\{V_j\}_{j \in Z}$ 称为 $L^2(R)$ 的一个多分辨分

析或逼近，如果满足下面各条件：

（1）单调性：$V_j \subset V_{j-1}$，对任意 $j \in Z$；

（2）逼近性：$\bigcap\limits_{j \in Z} V_j = \{0\}$，$\bigcup\limits_{j \in Z} V_j = L^2(R)$；

（3）伸缩性：$u(x) \in V_j \Leftrightarrow u(2x) \in V_{j-1}$；

（4）平移不变性：$u(x) \in V_0 \Rightarrow u(x-k) \in V_0$，对任意 $k \in Z$；

（5）Riesz 基：存在 $g \in V_0$，使得 $\{g(x-k)|k \in Z\}$ 构成 V_0 的 Riesz 基，即对于任何 $u \in V_0$，存在唯一序列 $\{a_k\} \in l^2$ 使得 $u(x) = \sum\limits_{k \in Z} a_k g(x-k)$；反之，任意序列 $\{a_k\} \in l^2$ 确定一个函数 $u \in V_0$，且存在整数 A, B，其中 $A \leqslant B$，使得：

$$A\|u\|^2 \leqslant \sum\limits_{k \in Z} |a_k|^2 \leqslant B\|u\|^2 \tag{4.1}$$

对于所有 $u \in V_0$ 成立。

上面条件（3）表明，闭子空间列 $\{V_j\}$ 由其中的任意一个空间完全决定。例如：$V_j = \{u(2^{-j}x)|u(x) \in V_0\}$，对任意 $j \in Z$。因此，条件（4）与条件（5）分别等价于：

（4'）$u(x) \in V_j \Rightarrow u(x - 2^j k) \in V_j$，对于任意 $j, k \in Z$；

（5'）$\{g(2^{-j}x - k)|k \in Z\}$ 构成 V_j 的 Riesz 基。

对于条件（5），我们还有以下定理。

定理 4.1 存在函数 $\varphi(x) \in V_0$，使得 $\{\varphi(x-k)|k \in Z\}$ 构成 V_0 的规范正交基，例如下式定义的函数 $\varphi(x)$，

$$\varphi(x) = \frac{1}{\sqrt{2\pi}} \left[\left(\sum\limits_{k \in Z} \left| \hat{g}(\omega + 2k\pi) \right|^2 \right)^{-\frac{1}{2}} \hat{g}(\omega) \right]^{\vee} \tag{4.2}$$

对于一个如定义 4.1 给出的多分辨分析，下面假定已按式（4.2）确定了函数 φ，称之为尺度函数，它的整数平移系 $\{\varphi(x-k)|k \in Z\}$ 构成空间 V_0 的规范正交基。定义函数

$$\varphi_{j,k}(x) = 2^{-j/2} \varphi(2^{-j}x - k) \qquad (j, k \in Z)$$

则 $\{\varphi_{j,k}(x)|k \in Z\}$ 是规范正交的。定义 4.1 中的条件（3）与条件（4）蕴含它构成闭子空间 V_j 的规范正交基。

特别地，$\dfrac{1}{\sqrt{2}}\varphi\left(\dfrac{x}{2}\right)\in V_1\subset V_0$，有

$$\frac{1}{\sqrt{2}}\varphi\left(\frac{x}{2}\right)=\sum_{k\in Z}h_k\varphi(x-k) \tag{4.3}$$

其中

$$h_k=<\frac{1}{\sqrt{2}}\varphi\left(\frac{x}{2}\right),\varphi(x-k)>=\frac{1}{\sqrt{2}}\int_R\varphi\left(\frac{x}{2}\right)\overline{\varphi}(x-k)\mathrm{d}x \tag{4.4}$$

在式（4.3）两端取傅立叶变换得

$$\hat{\varphi}(2\omega)=H(\omega)\hat{\varphi}(\omega) \tag{4.5}$$

其中 $H(\omega)=\dfrac{1}{\sqrt{2}}\sum_{k\in Z}h_k e^{-ik\omega}\in L^2(0,2\pi)$ 称为数列 $\{h_k\}$ 的傅立叶变换，在应用科学领域中也称为频率响应 $\{h_k\}$ 的传递函数。

定理 4.2 设 $\{h_k\}$ 和 $H(\omega)$ 是由一个给定的多分辨分析导出的频率响应和传递函数，即分别由式（4.4）和式（4.5）给出，那么

（1）$\left|H(\omega)\right|^2+\left|H(\omega+\pi)\right|^2=1$；

（2）若 $\{h_k\}\in l^1$ 且 $\hat{\varphi}(\omega)$ 连续，$\hat{\varphi}(0)\neq 0$，则

$$H(0)=1$$

现在引入闭子空间 W_j，$j\in Z$，具体地说，W_j 是 V_j 在 V_{j-1} 中的正交补，即

$$V_j\oplus W_j=V_{j-1} \qquad (j\in Z)$$

显然

$$V_j\oplus W_j\oplus W_{j-1}\oplus\cdots\oplus W_{j-m+1}=V_{j-m}$$

由定义 4.1 中的性质（2），我们有

$$\bigoplus_{j=+\infty}^{J}W_j=V_{j-1} \qquad (j\in Z)$$

$$V_J\oplus\bigoplus_{j=J}^{\infty}W_j=L^2(R) \qquad (j\in Z)$$

$$\bigoplus_{j=-\infty}^{\infty}W_j=L^2(R)$$

显然空间列 $\{W_j|j\in Z\}$ 具有性质：

$$u(x)\in W_j\Rightarrow u(x-2^jk)\in W_j \qquad (j,k\in Z)$$

$$u(x)\in W_j\Leftrightarrow u(2x)\in W_{j-1} \qquad (j\in Z)$$

$$P_{W_j}u\to 0 \text{（当}|j|\to\infty\text{，对任意}u\in L^2(R)\text{）}$$

和 V_j 一样，我们希望找出一个确定的函数 $\psi \in W_0$，使得对每个 $j \in Z$，函数系 $\{\psi_{j,k} | k \in Z\}$ 构成空间 W_j 的规范正交基，其中 $\psi_{j,k}(x) = 2^{-j/2}\psi(2^{-j}x - k)$。注意到诸空间 W_j 的平移不变性与它们之间的伸缩不变性，我们只要找到函数 $\psi \in V_{j-1}$，使得 $\{\psi(x-k) | k \in Z\}$ 构成 W_0 的规范正交基即可。对于 $\psi \in V-1$，我们有

$$\psi(x) = \sum_{k \in Z} g_k \varphi_{-1,k}(x) = 2^{1/2} \sum g_k \varphi(2x - k)$$

或等价地

$$\frac{1}{\sqrt{2}} \psi\left(\frac{1}{2}x\right) = \sum_{k \in Z} g_k \varphi(x - k)$$

其中

$$g_k = <\psi(x), \varphi_{-1,k}(x)> = <\psi_{1,0}, \varphi_{0,k}>$$

在频域里的形势是：

$$\hat{\psi}(2\omega) = G(\omega)\hat{\psi}(\omega) \tag{4.6}$$

其中

$$G(\omega) = \frac{1}{\sqrt{2}} \sum_{k \in Z} g_k e^{-ik\omega} \in L^2(0, 2\pi)$$

定理 4.3

（1）$\psi \in W_0$ 的充分条件是

$$H(\omega)\overline{G(\omega)} + H(\omega + \pi)\overline{G(\omega + \pi)} = 0 \tag{4.7}$$

（2）$\{\psi(x-k) | k \in Z\}$ 构成正交系的充要条件是

$$|G(\omega)|^2 + |G(\omega + \pi)|^2 = 1 \tag{4.8}$$

（3）式（4.7）和式（4.8）是函数系 $\{\psi(x-k) | k \in Z\}$ 构成空间 W_0 的规范正交基的充要条件。

推论 4.1 取 $G(\omega) = e^{-i\omega}\overline{H(\omega + \pi)}$，则由式（4.6）确定的函数 ψ 的伸缩平移系 $\{\psi_{j,k}(x) = 2^{-j/2}\varphi(2^{-j} - k) | k \in Z\}$ 构成空间 W_j 的规范正交基。因此，$\{\psi_{j,k} | j, k \in Z\}$ 构成 $L^2(R)$ 的规范正交基。

总之，上面我们从多分辨分析出发，在定理 4.1 中，由 V_0 的 Riesz 基 $\{g(x-k) | k \in Z\}$ 导出了其规范正交基 $\{\varphi(x-k) | k \in Z\}$，从而得到空间 V_j 的规范正交基 $\{\varphi_{j,k} | k \in Z\}$，定理 4.2 给出由一个多分辨分析诱导的数列 $\{h_k\}$ 和相应的函数 $H(\omega)$ 所具有的性质；定义空间 W_j 为 V_j 在 V_{j-1} 中的正交补空间，在定理 4.3 和推论 4.1 中，我们给出了一个函数 ψ ——**小波的函数**，它的二进伸缩平移 $\{\psi_{j,k} | k \in Z\}$

构成 W_j 的规范正交基，从而 $\{\psi_{j,k}|j,k\in Z\}$ 便构成 $L^2(R)$ 空间的规范正交基。我们将这个过程用框图表示如下。

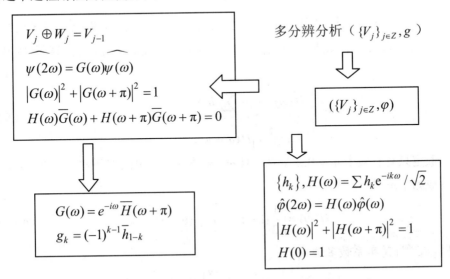

4.1.3 有限正交小波基

在这一部分中，我们假定脉冲响应序列 $\{h_n\}$ 是有限的，从而构造出具有有限支集的规范正交小波基。设 h_n 只有有限长度，即 $h_n = 0$ 对于 $n < N_-$ 或者 $n > N_+$ 。那么，对应的尺度函数和小波函数具有有限支集。从解析式子看，我们有：

$$\varphi(x) = \lim_{l\to\infty} \eta_l(x)$$

$$\eta_l(x) = \sqrt{2}\sum_n h_n \eta_{l-1}(2x-n)$$

$$\eta_0 = \chi_{[-\frac{1}{2},\frac{1}{2})}$$

我们从 η_l 的递推定义可以看出，所有的 η_l 都具有有限支集，$\sup \eta_l = [N_l^-, N_l^+]$ ，其中 $N_l^- = [N_{l-1}^- + N_-]/2$ ， $N_l^+ = [N_{l-1}^+ + N_+]/2$ ，而 $N_0^- = -1/2$ ， $N_0^+ = 1/2$ 。因此，当 $l \to \infty$ 时， $N_l^- \to N_-$ ， $N_l^+ \to N_+$ ，由于 $g_n = (-1)^{1-n}\overline{h}_{1-n}$ ，那么， g_n 也是有有限个不等于零，即当 $n < -N_+ + 1$ 或 $n > -N_- + 1$ 时， $g_n = 0$ 。因此， ψ 也具有有限支集，且 $\sup \psi = [(1 - N_+ + N_-)/2, ((1 + N_+ - N_-)/2)]$ 。

可以看出，要构造一个具有有限支集的规范正交的小波基，关键是找一个数列 $\{h_k\}$ ，只有有限个 $h_k \neq 0$ 。

反之，若一个多分辨分析导出的尺度函数 φ 具有有限支集，则相应的 $\{h_n\}$ 具有有限长度。

4.1.4　具有有限支集的规范正交小波基的刻画

在这一部分，我们将揭示寻找共轭滤波器 $H(\omega)$ 的方法，即其系数序列 $\{h_n\}$ 的方法及所有具有有限支集的规范正交小波基的特征。为此，我们要寻求共轭滤波器：

$$\begin{cases} H(\omega) = \dfrac{1}{\sqrt{2}} \displaystyle\sum_{k=-\infty}^{\infty} h_k \mathrm{e}^{-ik\omega} \\ \left|H(\omega)\right|^2 + \left|H(\omega+\pi)\right|^2 = 1 \end{cases} \tag{4.9}$$

假定只有有限个 $h_k \neq 0, h_k \in R$，且 $\omega = \pi$ 是 $H(\omega) = 0$ 的 N 重根，那么 $H(\omega)$ 可以写成如下形式：

$$H(\omega) = \left[\frac{1}{2}(1+\mathrm{e}^{-i\omega})\right]^N Q(\mathrm{e}^{-i\omega}) \tag{4.10}$$

这里 $Q(e^{-i\omega})$ 是实系数多项式。

$$\left|H(\omega)\right|^2 = \left[\cos^2(\omega/2)\right]^N \left|Q(\mathrm{e}^{-i\omega})\right|^2$$

由 $Q(\mathrm{e}^{i\omega}) = \overline{Q(\mathrm{e}^{-i\omega})}$（$Q(e^{-i\omega})$ 是实系数多项式可知：

$$\left|Q(\mathrm{e}^{-i\omega})\right|^2 = Q(\mathrm{e}^{-i\omega})Q(\mathrm{e}^{i\omega})$$

因此 $\left|Q(\mathrm{e}^{-i\omega})\right|^2$ 能够写成关于 $\cos\omega$ 的多项式，当然，也可以写成关于 $\cos^2(\omega/2)$ 或 $\sin^2(\omega/2)$ 的多项式。

若设 $y = \cos^2(\omega/2)$，$\left|Q(\mathrm{e}^{-i\omega})\right|^2 = P(\sin^2(\omega/2))$，

则式（4.9）可以写成：

$$y^N P(1-y) + (1-y)^N P(y) = 1 \tag{4.11}$$

且要满足：

$$P(u) \geqslant 0 \qquad (y \in [0,1]) \tag{4.12}$$

因此，要构造一个具有有限支集且具有一定正则性的规范正交小波基，其关键是寻找多项式 P 满足式（4.11）和式（4.12）且 $\sup_{y\in[0,1]} P(y) < 2^{N-1}$。事实上，当 N 较小时，我们可以把 $H(\omega)$ 的系数 h_k 计算出来，见表4.1。

表 4.1　小波系数表

	n	$h_N(n)$	n	$h_N(n)$
$N=2$	0	0.482 962 913 145	1	0.836 516 303 738
	2	0.224 143 868 042	3	-0.129 409 522 551
$N=3$	0	0.332 670 552 950	1	0.806 891 509 311
	2	0.459 877 502 118	3	-0.135 011 020 010
	4	-0.085 441 273 882	5	0.035 226 291 882
$N=4$	0	0.230 377 813 309	1	0.714 846 570 553
	2	0.630 880 767 930	3	-0.027 983 769 417
	4	-0.187 034 811 719	5	0.030 841 381 836
	6	0.032 883 011 667	7	-0.010 597 401 785
$N=5$	0	0.160 102 397 974	1	0.603 829 269 797
	2	0.724 308 528 438	3	0.138 428 145 901
	4	-0.242 294 887 066	5	-0.032 244 869 585
	6	0.077 571 493 840	7	-0.006 241 490 213
	8	-0.012 580 751 999	9	0.003 335 725 285
$N=6$	0	0.111 540 743 350	1	0.494 623 890 398
	2	0.751 133 908 021	3	0.315 250 351 709
	4	-0.226 264 693 965	5	-0.129 766 867 567
	6	0.097 501 605 587	7	0.027 522 865 530
	8	-0.031 582 039 318	9	0.000 553 842 201
	10	0.004 777 257 511	11	-0.001 077 301 085

4.2　基于复值二维 Gabor 变换的虹膜纹理相位编码

4.2.1　二维 Gabor 变换

二维 Gabor 滤波器的形式定义如下：

$$G(x,y) = e^{-\pi[(x-x_0)^2/\alpha^2+(y-y_0)^2/\beta^2]} e^{-2\pi i[\mu_0(x-x_0)+\nu_0(y-y_0)]} \qquad （4.13）$$

其中，(x_0, y_0) 表示图像局部纹理的位置，(α, β) 为有效的 Gauss 窗的宽度和长度，(μ_0, ν_0) 定义了空间频率 $\omega_0 = \sqrt{\mu_0^2 + \nu_0^2}$，方向角 $\theta_0 = \arctan(\nu_0/\mu_0)$。通过调整一系列参数 $(x_0, y_0; \mu_0, \nu_0; \alpha, \beta)$，可以获得不同形式的滤波器。这反映了 Gabor 滤波器的多尺度特性和方向特性。

Gabor 滤波器的二维傅立叶变换具有相同的函数形式：

$$F(\mu,\nu) = \mathrm{e}^{-\pi[(\mu-\mu_0)^2\alpha^2 + (\nu-\nu_0)^2\beta^2]} \mathrm{e}^{2\pi i[x_0(\mu-\mu_0)+y_0(\nu-\nu_0)]} \qquad (4.14)$$

Gabor 滤波器适合作纹理分割是因其具有以下几方面的特点：

（1）具有可调的方向和频带宽度；

（2）具有可调的中心频率；

（3）能同时达到空间域和频率域的联合最优分辨率。

因此，2D Gabor 变换特别适合分析那些包含较多特定分辨率和方向特征的纹理。

4.2.2　虹膜纹理相位编码

虹膜定位后，经过规范化处理，将虹膜数据投射到双无量纲的新坐标系中，形成了点阵排列的虹膜纹理数据。提取虹膜纹理特征进行识别时，主要提取纹理幅度信息和相位信息，其中纹理的相位信息最重要。由于二维连续小波变换具有尺度伸缩、平面位移和旋转能力，所以二维连续小波变换被广泛应用于检测图像的局部特性。二维 Gabor 小波变换属于二维连续小波变换，根据上面所述的 Gabor 小波的特性，2D Gabor 函数通过缩放、旋转和平移可以形成一组自相似的小波。利用这些小波函数与原始图像像素相乘和积分，可产生一系列系数，从而可以提取图像纹理信息。

Daugman 在虹膜识别中使用的 2D Gabor 滤波器是在极坐标系中定义的，形式如下：

$$G(r,\theta) = \mathrm{e}^{-i\omega(\theta-\theta_0)} \mathrm{e}^{-(r-r_0)^2/\alpha^2} \mathrm{e}^{-(\theta-\theta_0)^2/\beta^2} \qquad (4.15)$$

它是 2D 高斯函数与复指数的乘积。尺度参数 α 和 β 决定滤波器的大小，它们与频率 ω 成反比变化，这样产生一组自相似的多尺度小波，只不过这些小波的频率调制方向都是沿着 θ 方向，位置由 θ_0 和 r_0 确定。通过选取不同的 $\alpha,\beta,\omega,\theta_0,r_0$ 的值，可以得到不同的小波函数进行小波变换。

在双无量纲的极坐标系中，将增强后的虹膜图像 $I(r,\theta)$ 分成数目固定的块，用上述频率和相位不同的 Gabor 小波对块进行滤波，提取局部相位信息，这个编码的示意图见图 4.1。当给出虹膜图片的二维 Gabor 小波变换后，就会通过判断每一个相位复数矢量在复平面的哪一个象限的方式来量化这个虹膜的图像，公式如下：

$$h\{\mathrm{Re},\mathrm{Im}\} = \mathrm{sgn}\{\mathrm{Re},\mathrm{Im}\} \iint\limits_{\rho\ \phi} I(\rho,\phi) \mathrm{e}^{-i\omega(\theta_0-\phi)} \mathrm{e}^{\frac{-(r_0-\rho)^2}{\alpha^2}} \mathrm{e}^{\frac{-(\theta_0-\phi)^2}{\beta^2}} \rho\, d\rho\, d\phi \qquad (4.16)$$

Daugman 用了 1024 个小波函数对虹膜纹理进行小波变换操作，用式（4.16）可得到 1024 个复数结果，也就是从虹膜纹理中提取到的特征值。特征编码的方法可以利用提取到的特征值的相位特性来实现。具体方法如下：取特征码长度为 2048 位（256 字节），每一个复数结果占用两位特征码，分别记录结果的实部和虚部的情况。如果其实部大于或等于 0，则相应的特征位置 1，否则置 0；如果虚部大于或等于 0，则相应特征位置 1，否则置 0。示意图见图 4.1。

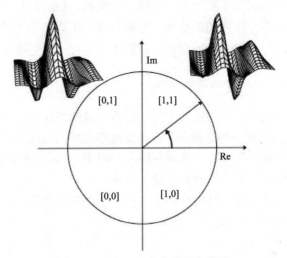

图 4.1　2D-Gabor 变换的相位编码

4.3　基于二维小波变换的特征提取

4.3.1　小波变换

像快速傅立叶变换（FFT）一样，离散小波变换（Discrete Wavelet Transform，DWT）是一个快速线形运算，它对长度是 2 的幂次的数据向量进行操作，将它变换成同样长度但数字上不同的向量。和 FFT 一样，DWT 是可逆的，事实上还是正交的——其逆变换，当看作是一个大矩阵时，就是变换的转置。因此 FFT 和 DWT 二者都可以看成是在函数空间中的旋转，从输入空间（或时间）域转换到一个不同的域，其中的基函数是单位向量 e_i，或者从连续的极限角度看是 Diracδ 函数。对于 FFT，这个新域的基函数是我们熟悉的正弦和余弦函数。在小波域中基函数要复杂一些，并且有一个奇特的名字"母函数"和"小波"。

当然，函数空间可能有无数多个基，它们中的大多数几乎没什么意思。有意思的是，小波基不像正弦、余弦函数，单个的小波函数空间是非常局域化的；同时，像正弦和余弦函数一样，单个的小波函数在频率或者（更精确地说）特征尺度上也是非常局域化的。如同在下面将会看到的，小波的这种双重局域性使得多种函数和算符变换到小波域时变得稀疏，或者稀疏到一定的精确度。和傅立叶域相比，一些运算（像卷积等）变得计算很快；同样有一种大类的运算，它可以利用稀疏性的运算——在小波域里计算变得也很快。

不像正弦和余弦定义了独一无二的傅立叶变换，这里没有一个独特的小波集，实际上可能有无穷多个这样的函数组。粗略地说，不同组的小波在两个方面（即空间上局域的疏密程度和光滑程度）进行权衡（还有一些更细微的区别）。

4.3.2　Daubechies 小波滤波系数

一组特定的小波有一组特定的数集，称为小波滤波系数标定。这里我们将讨论由 Daubechies 发明的一种滤波器。这种滤波器包括的范围从高度局域到高度光滑。最简单的（也最局域的）一类通常称为 DAUB4，仅有 4 个系数 c_0, c_1, c_2, c_3。为了更简便，我们特别对这种滤波器进行讨论。

考虑下面的变换矩阵，将它作用于一列数据向量的左边：

$$
\begin{bmatrix}
c_0 & c_1 & c_2 & c_3 & & & & & \\
c_3 & -c_2 & c_1 & -c_0 & & & & & \\
& & c_0 & c_1 & c_2 & c_3 & & & \\
& & c_3 & -c_2 & c_1 & -c_0 & & & \\
\vdots & \vdots & & & & & \ddots & & \\
& & & & & & c_0 & c_1 & c_2 & c_3 \\
& & & & & & c_3 & -c_2 & c_1 & -c_0 \\
c_2 & c_3 & & & & & & & c_0 & c_1 \\
c_1 & -c_0 & & & & & & & c_3 & -c_2
\end{bmatrix}
\tag{4.17}
$$

其中空白处表示零。注意此矩阵的结构：第一行产生一个数据与滤波系数 c_0, c_1, c_2, c_3 卷积的分量，依此类推，第三行、第五行和其余奇数行的结果一样。如果偶数行以这种形式出现，正负交替，那么矩阵将是循环的，也就是一般的卷积可以用 FFT 方法计算（注意最后两行像具有周期边界条件下的卷积那样环绕起来）。但是偶数行并不是以系数 c_0, c_1, c_2, c_3，而是以系数 $c_3, -c_2, c_1, -c_0$ 进行。整个矩阵的作用就是进行两个相关的卷积，然后去掉一半数值，将剩下的另一半融在一起。

将滤波器 c_0, c_1, c_2, c_3 看成是一个光滑滤波器，称它为 H，H 有点像 4 个点的移动平均。因为是负号，滤波器 $c_3, -c_2, c_1, -c_0$ 称为 G，不是一个光滑滤波器。在信号处理的文献中，H 和 G 被称为求积镜像滤波器。实际上，c 值的选取是使得 G 对足够光滑的数据向量 G 尽可能产生零相应。这可以通过要求序列 $c_3, -c_2, c_1, -c_0$ 有一定数目的投影矩阵来完成。当这是 p 矩的情形（从零开始）时，则这组小波满足"阶数为 p 的近似条件"。这导致 H 的输出在去掉一半以后，精确地代表了数据的"光滑"信息。G 的输出同样取掉一半后，被称为数据的"细节"信息。

要使这种特征有用，必须能从它的 $N/2$ 个细节或 d 分量重建长度为 N 的原始数据向量。这就要求矩阵（4.17）是正交的，以使它的逆矩阵就是转置矩阵：

$$
\begin{bmatrix}
c_0 & c_3 & & \cdots & & & c_2 & c_1 \\
c_1 & -c_2 & & \cdots & & & c_3 & -c_0 \\
c_2 & c_1 & c_0 & c_3 & & & & \\
c_3 & -c_0 & c_1 & -c_2 & & & & \\
& & & & \ddots & & & \\
& & c_2 & c_1 & c_0 & c_3 & & \\
& & c_3 & -c_0 & c_1 & -c_2 & & \\
& & & & c_2 & c_1 & c_0 & c_3 \\
& & & & c_3 & -c_0 & c_1 & -c_2
\end{bmatrix}
\qquad (4.18)
$$

其中系数值即表 4.1 中 $N=2$ 的四个数值：

$$c_o = (1+\sqrt{3})/4\sqrt{2} \qquad c_1 = (3+\sqrt{3})/4\sqrt{2}$$
$$c_2 = (3-\sqrt{3})/4\sqrt{2} \qquad c_3 = (1-\sqrt{3})/4\sqrt{2}$$

4.3.3 离散小波变换

到现在为止，我们还没有定义离散小波变换，DWT 可由分级的应用（如式（4.17）的小波系数矩阵）而得到。首先是长度为 N 的全数据向量，接着是长度为 $N/2$ 的"光滑"向量，再接着是长度为 $N/4$ 的"光滑—光滑"向量，这样一直进行下去，直到一个数目非常小的（通常是 2）的"光滑—……—光滑"分量被留下来。这个过程有时被称为"角锥形算法"，这样命名的原因是很明显的。DWT 的输出是由留下来的分量和所有的"细节"分量构成，"细节"分量是在这个过程中逐步积累起来的。以下方框图可用来清楚地表述这个过程：

$$
\begin{bmatrix} y_1 \\ y_2 \\ y_3 \\ y_4 \\ y_5 \\ y_6 \\ y_7 \\ y_8 \\ y_9 \\ y_{10} \\ y_{11} \\ y_{12} \\ y_{13} \\ y_{14} \\ y_{15} \\ y_{16} \end{bmatrix}
\xrightarrow{(4.17)}
\begin{bmatrix} s_1 \\ d_1 \\ s_2 \\ d_2 \\ s_3 \\ d_3 \\ s_4 \\ d_4 \\ s_5 \\ d_5 \\ s_6 \\ d_6 \\ s_7 \\ d_7 \\ s_8 \\ d_8 \end{bmatrix}
\xrightarrow{\text{排列}}
\begin{bmatrix} s_1 \\ s_2 \\ s_3 \\ s_4 \\ s_5 \\ s_6 \\ s_7 \\ s_8 \\ d_1 \\ d_2 \\ d_3 \\ d_4 \\ d_5 \\ d_6 \\ d_7 \\ d_8 \end{bmatrix}
\xrightarrow{(4.17)}
\begin{bmatrix} S_1 \\ D_1 \\ S_2 \\ D_2 \\ S_3 \\ D_3 \\ S_4 \\ D_4 \\ d_1 \\ d_2 \\ d_3 \\ d_4 \\ d_5 \\ d_6 \\ d_7 \\ d_8 \end{bmatrix}
\xrightarrow{\text{排列}}
\begin{bmatrix} S_1 \\ S_2 \\ S_3 \\ S_4 \\ D_1 \\ D_2 \\ D_3 \\ D_4 \\ d_1 \\ d_2 \\ d_3 \\ d_4 \\ d_5 \\ d_6 \\ d_7 \\ d_8 \end{bmatrix}
\xrightarrow{\text{同上}}
\begin{bmatrix} \zeta_1 \\ \zeta_2 \\ \delta_1 \\ \delta_2 \\ D_1 \\ D_2 \\ D_3 \\ D_4 \\ d_1 \\ d_2 \\ d_3 \\ d_4 \\ d_5 \\ d_6 \\ d_7 \\ d_8 \end{bmatrix}
$$

如果数据向量是长度为 2 的更高幂次，那么将有更多步运用式（4.17）（或其他的小波系数）及重新排列。终止点永远是由两个 ζ 、分级的 δ 、D 和 d 构成。注意，d 一旦产生，将简单地沿以后各步传递。

任何一步的 d_i 被称为原始数据向量的"小波系数"，最后的 ζ_1 和 ζ_2 应该严格地称为"母函数系数"，尽管最后的 d 和 ζ 通常不严格地都称为"小波系数"。因为整个过程由正交的线性运算构成，所以整个 DWT 本身是一个正交的线性算子。

4.3.4　二维 DWT

小波变换是一个常用的图像分析手段，并且在纹理识别中有较多的应用。任何一个 $L^2(\mathbb{R})$ 上的一维小波基 $\{\psi_{j,k}\}_{j,k \in \mathbb{Z}}$ 都可以推广到二维 $L^2(\mathbb{R}^2)$ 空间上。最简单而实用的一种推广形式是将二维平面理解为由 X 轴和 Y 轴的乘积组成，这样可以对一维的 X 方向和 Y 方向分别进行小波变换。二维小波基也可以由这两个方向上的小波基的乘积构成，称这样的二维小波变换为可分离的小波变换，相应的由乘积构成的小波基为可分离的小波基。二维小波有 3 个小波基，尺度函数仍然只有一个，因此二维信号（图像）经过二维小波分解后，应该得到 4 个子图：①LL 子图；②LH 子图；③HL 子图；④HH 子图[71,72,73]。我们也可以把它们称为 4 种小波通道，每个通道对应于原始图像在不同尺度（空间频率）和方向下的信息。LL 通道代表了图像在水平低频和垂直低频下的信息；LH 通道代表了图像在水平低频和垂直高频下的信息；HL 通道代表了图像在水平高频和垂直低频下的信息；HH 通道代表了图像在水平高频和垂直高频下的信息。当图像在某一频率和方向下具有较明显的纹理特征时，与之对应的小波通道的输出就具有较大的能量。因此，图像中的纹理特征可以由这一系列小波通道的能量和方差来表示。

在计算二维可分离的 DWT 时，一般采用行列法逐级分解，如图 4.2 所示，先按行对输入数据作小波分解，再按列对得到的中间数据作小波分解，记输入数据为 LL_0，它经过一级二维 DWT 分解成 4 个子带：LL_1, HL_1, LH_1, HH_1。

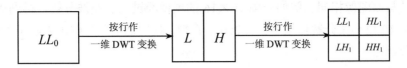

图 4.2 一级二维 DWT 分解

二维小波变换将一幅图像分解成一系列的低频子图像。小波变换的结果取决于所采用的小波基的类型，而小波基是由滤波器的类型决定的。本文采用 4.2.2 节中介绍的被广泛使用的 DAUB4 型小波。

4.3.5 积分图像

对于一个输入图像 I，像素 (x,y) 处的积分图像值定义为：

$$II(x,y) = \sum_{x_1 \leqslant x, y \leqslant y_1} I(x_1, y_1)$$

如图 4.3 所示，积分图像值为图中阴影部分的所有像素灰度值的和。

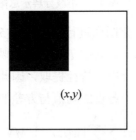

图 4.3 积分图像

为了得到一个输入图像 I 在所有像素点的积分图像，只需要逐点扫描原图像一次就可以计算出来。记 $c(x,y) = \sum_{y_1 < y} I(x, y_1)$ 是图像 (x,y) 点所在列纵坐标不超过

该点的所有像素灰度的和，则有下面的递推公式：

$$\begin{cases} c(x,y) = c(x,y-1) + I(x,y) \\ II(x,y) = II(x-1,y) + c(x,y) \end{cases}$$

进行特征提取时，都可以使用此积分图像，整个过程只扫描了原图一遍，这是速度非常快的根本原因。

4.3.6 编码

对一幅图像进行完全的小波分解，得到一系列的小波系数，小波系数的形状和尺寸与原图像相同。例如一幅 16×16 的图像经过三层小波分解，得到如图 4.4 所示的 10 块小波分解结果，一共 256 个系数。我们把这些分解出来的子图像称为小波分解通道。

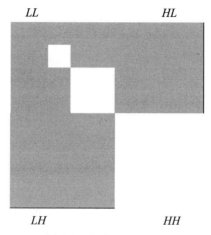

图 4.4　小波分解示意图

我们对 64×1024 的归一化图像进行 3 次小波分解，总共得到 10 个子图，它们分为 4 种（如图 4.5 所示），其中 HH 子图反映的是图像的高频部分，包含了图像中的大部分噪声，不适合用于特征提取，因此我们使用阴影部分的 7 个子图来进行特征提取。阴影部分中各点的均值与方差的计算由下式给出：

$$\mu = \left(\sum_{i=1}^{M} \sum_{j=1}^{N} |w(i,j)| \right) / MN$$

$$\sigma^2 = \left(\sum_{i=1}^{M} \sum_{j=1}^{N} (|w(i,j)| - \mu)^2 \right) / MN$$

其中 M×N 为小波通道的尺寸；i、j 分别代表通道中元素的行值和列值；$w(i,j)$

表示经过小波变换后的 (i,j) 点的小波分解系数，均值 μ 可以由 4.3.5 节中的积分图像的算法快速得到。

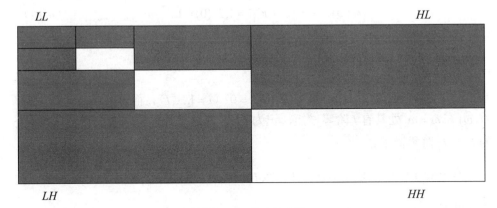

图 4.5　二维小波变换

为了得到更多的纹理特征，我们首先用一个 2×32 的模板在左上角的 3 个阴影中移动，得到 $16\times 3 = 48$ 个特征点；其次用一个 4×64 的模板在左上角稍大的两个阴影中移动，得到 $16\times 2 = 32$ 个特征点；最后用一个 8×128 的模板在最大的两个阴影中移动，也得到 $16\times 2 = 32$ 个特征点，这样我们总计得到了 112 个特征点。对每个特征点，我们求出它们的均值与方差，形成两个特征向量：

$$f = (f_1, f_2, ..., f_{112})^T$$
$$g = (g_1, g_2, ..., g_{112})^T$$

其中 $f_i, g_i (i = 1, ..., 112)$ 分别表示虹膜第 i 个特征的均值与方差。

4.4　基于零谱矩滤波器的特征提取

零谱矩滤波器（Zero Spectral Moment Filters，ZSMF）是一种新型的滤波器类别，它在通带的平滑度与阻带的衰减度方面的性能比较良好，优于传统信号处理中的有限脉冲响应滤波器（FIR）。本节通过对零谱矩滤波器的研究，提出一种新的虹膜纹理特征提取算法，它利用平衡式零谱矩滤波器对预处理后的虹膜图像进行分解，以提取更准确的虹膜纹理特征。

4.4.1　零谱矩滤波器

设 $\{h_k\}$ 和 $H(\omega)$ 是由一个多分辨分析导出的频率响应和传递函数，其中滤波

器 $H(\omega) = \dfrac{1}{\sqrt{2}} \sum\limits_{k \in Z} h_k \mathrm{e}^{-jk\omega}$ ，在适当的正则性假定下，有以下式子成立：

$$\left| H(\omega) \right|^2 + \left| H(\omega + \pi) \right|^2 = 1, H(0) = 1 \qquad (4.19)$$

谱矩定义为：

$$H_i(\omega) = \frac{1}{\sqrt{2}} \sum_{k \in Z} h_k \mathrm{e}^{-jk\omega} k^i \qquad (4.20)$$

如果在 $\omega = \omega_0$ 处，$H(\omega)$ 满足 $H_i(\omega_0) = 0$ （$i = 1, ..., I$），而 $H_{I+1}(\omega_0) \neq 0$ ，则称 $H(\omega)$ 在 $\omega = \omega_0$ 处具有 I 阶零谱矩，记为 I_{ω_0} ，在这里我们特别考虑在 $\omega_0 = 0, \pi$ 处的 I_0 与 I_π 阶零谱矩。

对于式（4.19），由于 $H(0) = 1$ ，故 $H(\pi) = 0$ ，因此 $\{h_k\}$ 称为低通滤波器。我们有以下对应的等式成立：

$$\sum_{k \in \mathbb{Z}} h_k = \sqrt{2}, \sum_{k \in \mathbb{Z}} h_k (-1)^k = 0 \qquad (4.21)$$

而在 $\omega_0 = 0, \pi$ 处具有 I_0 与 I_π 阶零谱矩，意味着有以下等式成立：

$$
\begin{aligned}
&\sum_{k \in \mathbb{Z}} h_k k^i = 0, i = 1, 2, ..., I_0 \\
&\sum_{k \in \mathbb{Z}} h_k (-1)^k k^i = 0, i = 1, 2, ..., I_\pi
\end{aligned}
\qquad (4.22)
$$

这样的 $H(\omega)$ 我们称之为零谱矩滤波器。

4.4.2　低通平衡式零谱矩滤波器

当 I_0 与 I_π 相等时，我们称为低通平衡式零谱矩滤波器（Lowpass Symmetric Zero Spectral Moment Filters，LSZSMF），这里用到的是有限基上的 LSZSMF。下面我们来讨论在[0,N]上的 LSZSMF。

设 $I_0 = I_\pi = I$ ，低通滤波器为 $\{h_k\}$ ，$k \in [0, N]$ ，则式（4.21）与式（4.22）总计有 $2I + 2$ 个方程，而这里需要计算的未知量有 $N+1$ 个，如果只考虑这种自由参数为零的情况，则 $N = 2I + 1$ 。由式（4.21）和式（4.22）可得：

$$
\begin{cases}
\displaystyle\sum_{k=0}^{(N-1)/2} h_{2k} = \sqrt{2}/2 \\
\displaystyle\sum_{k=0}^{(N-1)/2} h_{2k+1} = \sqrt{2}/2
\end{cases}
\qquad
\begin{cases}
\displaystyle\sum_{k=0}^{(N-1)/2} h_{2k}(2k)^i = 0 \\
\displaystyle\sum_{k=0}^{(N-1)/2} h_{2k+1}(2k+1)^i = 0
\end{cases}
\quad (i = 1, 2, ... I)
$$

将以上两组等式化为以下等价的两个 Vandermonde 方程：

$$\begin{cases} \sum_{k=0}^{(N-1)/2} h_{2k} = \sqrt{2}/2 \\ \sum_{k=0}^{(N-1)/2} h_{2k}(2k)^i = 0 \quad (i=1,2,...,I) \end{cases} \qquad \begin{cases} \sum_{k=0}^{(N-1)/2} h_{2k+1} = \sqrt{2}/2 \\ \sum_{k=0}^{(N-1)/2} h_{2k+1}(2k+1)^i = 0 \quad (i=1,2,...I) \end{cases}$$

这两个方程组的解合并在一起为：

$$\begin{cases} h_0 = \dfrac{\sqrt{2}}{2} \\ h_{2k+1} = \dfrac{\sqrt{2}}{2} \prod_{m=0,m\neq k}^{I} \dfrac{2m+1}{2(m-k)} \quad (k=0,...I) \\ h_{2k} = 0 \qquad\qquad\qquad\quad (k=1,...I) \end{cases}$$

表 4.2 给出了 $N=3,5,7,9$ 时的系数。

表 4.2　N=3, 5, 7, 9 时的系数表

k	N=3	N=5	N=7	N=9
0	0.70710678	0.70710678	0.70710678	0.70710678
1	1.06066017	1.38582521	1.54679608	1.74014559
2	0	0	0	0
3	-0.35355339	-0.883883475	-1.54679608	-2.32019412
4		0	0	0
5		0.265165043	0.928077649	2.08817471
6			0	0
7			-0.220970869	-0.994368909
8				0
9				0.193349510

对于高通滤波器的频率响应 $\{g_k\}$，我们用同样的方法可以得到。

4.4.3　基于 LSZSMF 的虹膜特征提取与编码

我们可以利用上面计算出来的滤波器 $\{h_k\}$ 与 $\{g_k\}$ 来进行图像的行列分解。图 4.6 是对一幅原始图像进行 3 次分解后所得到的示意图。其中 *LL*、*LH*、*HL*、*HH* 分别代表图像的水平低频垂直低频、水平低频垂直高频、水平高频垂直低频、水平高频垂直高频信息。

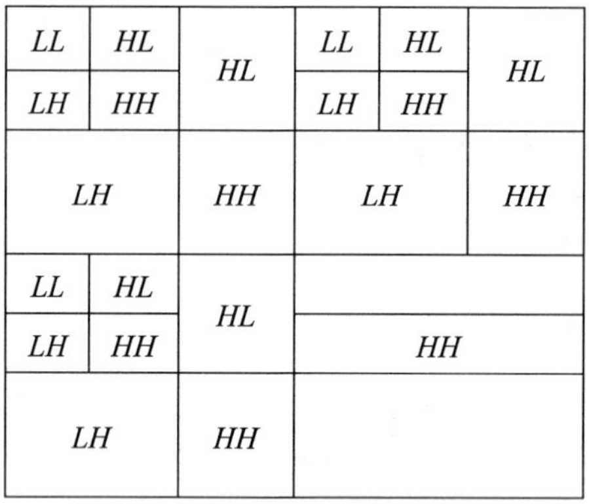

LL	HL	HL	LL	HL	HL
LH	HH		LH	HH	
LH		HH	LH		HH
LL	HL	HL			
LH	HH		HH		
LH		HH			

图 4.6　小波分解示意图

图 4.7 是经过预处理后所得到的一幅 64×1024 的归一化虹膜纹理图像，将上述的 LSZSMF 分解方法用于这幅图像上，由于 LL 子图是原始图像在下一层尺度空间的近似表示，因此我们选取其中的 3 个 LL 子图来进行特征提取。经过 3 次分解后的 3 个 LL 子图的大小为 8×128，如果将这 3 个 LL 子图的特征值全部取出来，共计 3072 个，那么进行比对时的计算量比较大。可以用一个 2×16 的模板在它们之间移动，这样能得到 96 个特征区域，它们的均值与方差的计算由下式给出：

$$\mu = (\sum_{i=1}^{M}\sum_{j=1}^{N}|w(i,j)|)/MN , \quad \sigma^2 = (\sum_{i=1}^{M}\sum_{j=1}^{N}(|w(i,j)|-\mu)^2)/MN$$

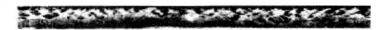

图 4.7　归一化的虹膜图像

其中 $w(i,j)$ 表示经过小波变换后的 (i,j) 点的数值，均值 μ 可以由积分图像的算法快速得到[75]。对每个特征区域，我们求出它们的均值与方差，形成两个特征向量 $f=(f_1,f_2,...,f_{96})^T, g=(g_1,g_2,...,g_{96})^T$，其中 $f_i,g_i(i=1,...,96)$ 分别表示虹膜的第 i 个特征区域的均值与方差。

4.5　一种一维信号的特征提取方法

4.5.1　局部纹理图像

对于归一化后的虹膜图像，为了更好地解决非均匀光照的影响，我们提出了一种灰度不变的局部纹理图像（Local Texture Image，LTI）的方法。这是一个非常简单的算法，但是它能够很好地处理这个问题。

设 T 为一个 $X \times Y$ 的窗口模板，B 为一个位于窗口 T 中心的大小为 $x \times y$ 的窗口，这里 $X > x, Y > y$（见图4.8）。

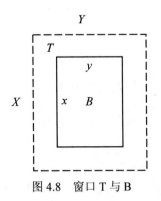

图4.8　窗口 T 与 B

首先计算出窗口 T 中所有像素的灰度值的平均值，记为 $Aver_T$，然后对 B 中的任意一个像素，我们都用它的灰度值 $I(i, j)$ 去减去 $Aver_T$，得到一个新的数值 $LTI(i, j)$。这里窗口 T 比窗口 B 稍微大一点，目的是使局部平均值 $Aver_T$ 能够更好地接近真实的平均值，更少地受到噪声的影响。计算公式如下：

$$LTI(i, j) = I(i, j) - Aver_T \qquad (i, j) \in B \qquad (4.23)$$

另外，我们在计算 $LTI(i, j)$ 的时候，为了避免边界的不连续，使用的相邻的模板窗口 T 有一小部分是重叠的（见图4.9）。

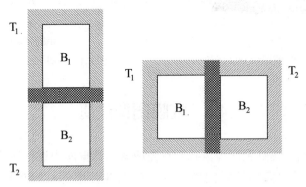

图4.9　重叠的模板窗口 T

在实际处理中，我们取窗口 T 的大小为 15×7，窗口 B 的大小为 9×3。为了降低非虹膜像素对结果的影响，如果窗口 B 中多于 50% 的像素的灰度值和窗口 T 中多于 60% 的像素的灰度值很明显地超出了虹膜像素灰度值的范围，我们就认为它们是非虹膜像素点，并且在接下来的处理中不考虑它们。

4.5.2 一维虹膜特征提取与编码

经过上一步的计算之后，我们记虹膜图像为 $LTI(i,j)$。由于虹膜图像中最上面和最下面的噪声比较大，我们在上下各去掉 3 行，这样还剩下 50 行。对于这 50 行，我们用公式（4.24）来计算它们每一行的平均值：

$$Aver\_LTI(i) = \sum_{j=1}^{1024} LTI(i,j)/1024 \qquad i = 1,2,...50 \qquad (4.24)$$

这样我们就得到了一个 50 维的向量，记为：

$$f = (f_1, f_2, ..., f_{50})^T$$

其中 $f_i = Aver\_LTI(i)$，$i = 1,2,...50$。

图 4.10 和图 4.11 给出了 CASIA 虹膜图像数据库中的一幅虹膜图像及与它对应的一维特征值。

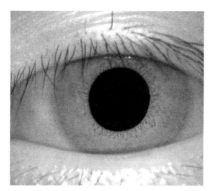

图 4.10　虹膜图像 002_1_1

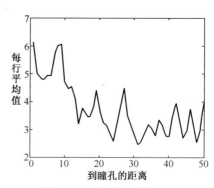

图 4.11　对应的一维特征值

4.6　虹膜图像注册

如果要识别一幅虹膜图像，我们首先应该在数据库中进行注册。注册时需要同一个人的虹膜的多幅虹膜图像，在一般商业使用的虹膜识别系统中（比如 Panasonic Authenticam），在虹膜注册时需要提供 4 幅高质量的虹膜图像，本书也是类似这么做的。

在 CASIA 虹膜图像数据库中包括 80 人（其中男 62 人，女 18 人）的 108 只不同眼睛的虹膜图像样本，每只眼睛有 7 幅 8 位灰度图像，分辨率为 320×280，分两个阶段在室内的环境下进行采集。数据库包括第一个阶段 3 个样本、第二个阶段 4 个样本。在这里，我们选取第一个阶段 3 个样本来进行注册，先计算出这 3 个样本各自的虹膜特征向量，然后对它们取平均值，得到注册的虹膜特征向量。

在 CASIA 虹膜图像数据库中包括 108 只不同眼睛的虹膜图像样本，我们对这 108 个虹膜图像样本都按照上述方法来进行注册，注册结束之后将这些虹膜特征向量存储在数据库中，就形成了虹膜特征数据库。

图 4.12 给出了我们用 4.5 节中的方法提取虹膜特征之后，对虹膜图像 002 进行注册的结果。

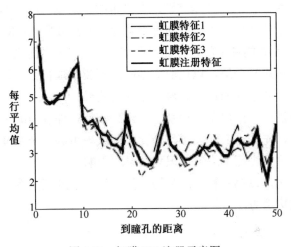

图 4.12　虹膜 002 注册示意图

其中虹膜特征 1 来自虹膜图像 002_1_1，虹膜特征 2 来自虹膜图像 002_1_2，虹膜特征 3 来自虹膜图像 002_1_3。

4.7　小结

本章从小波分析的发展讲起，通过对 MRA 的介绍，阐述了一个小波函数的构造过程，进而详细地研究了具有有限支集的规范正交小波基的构造原理，并且给出了应用比较广泛的 Daubechies 小波函数的系数计算方法。

紧接着，详细分析了 Daugman 利用 2D Gabor 变换来提取虹膜特征，形成虹膜编码的原理。Daugman 用了 1024 个小波函数对虹膜纹理进行小波变换操作，得到 1024 个复数结果，每一个复数结果占用两位特征码，分别记录结果的实部和虚部的情况。如果其实部大于或等于 0，则相应的特征位置 1，否则置 0；如果虚部大于或等于 0，则相应特征位置 1，否则置 0。这样得到了特征码长度为 2048

位（256 字节）的虹膜编码。

然后，文中提出了三种虹膜特征提取方法，即二维小波变换与积分图像相结合的方法；基于零谱矩滤波器的方法；一种基于一维特征的方法。

在第一种方法中，对虹膜图像预处理后采用 DAUB4 小波，将二维小波变换与积分图像相结合，以实现虹膜纹理的特征提取，此算法的速度和精度都经过了实践检验。

在第二种方法中，首先介绍了零谱矩滤波器（Zero Spectral Moment Filters，ZSMF），它是一种新型的滤波器类别，在通带的平滑度与阻带的衰减度方面的性能比较良好，优于传统信号处理中的有限脉冲响应滤波器（FIR）。在此基础上提出一种基于 LSZSMF 的虹膜纹理特征提取算法，它利用平衡式零谱矩滤波器对预处理后的虹膜图像进行分解，以提取更准确的虹膜纹理特征。经实践检验，本方法的运算速度快，对虹膜的识别获得了较好的效果。

在第三种方法中，给出了一种基于一维虹膜特征提取与编码的方法。此方法的算法非常简单，先使用 LTI 局部均衡化虹膜纹理得到一个灰度不变的虹膜纹理特征，很好地解决了光照不均匀对识别结果的影响。

在本节的末尾，以第三种方法为例，简单阐述了虹膜图像注册的过程以及虹膜特征数据库的构造方法。

第五章　模式匹配及分类器设计

通过前几章的介绍，我们知道计算机内预存有已分割好的虹膜参考图像。参考虹膜图像的半径、中心坐标已归一化，并且已经进行了注册，得到了虹膜特征数据库。虹膜的识别过程就是将实时捕捉的虹膜图像先进行预处理、编码，然后与虹膜特征数据库进行匹配的过程，比较图像之间的相似性，确定图像是否来自同一对象，以确定拒绝或接受。基于已提取的虹膜特征向量来进行虹膜识别是一个典型的模式匹配问题。理论上，任何分类器都可以用在这里，到目前为止，有很多国内外专家和学者对此进行了研究。现在这一领域也正是研究的热点。

5.1　模式匹配的一些基本问题

我们把通过对具体的个别事物进行观测所得到的具有时间和空间分布的信息称为模式，而把模式所属的类别或同一类中模式的总体称为模式类（或简称为类）。在特征空间中的一个模式通常也叫做一个样本，它往往可以表示为一个向量，即特征空间中的一个点。

模式匹配就是在特征空间中，用统计方法把被识别对象归为某一类别。基本作法是在样本训练集的基础上确定某个判决规则，使按这种判决规则对被识别对象进行分类所造成的错误识别率最小或引起的损失最小。

使用分类器来进行分类决策，达到模式识别的目的实际上是基于使用决策（或判别）函数的识别。令 $x = (x_1, x_2, ..., x_n)^T$ 为一个 n 维模式（样本）向量。对于 W 个模式类 $\omega_1, \omega_2, ..., \omega_W$ 来说，决策理论模式识别的基本问题是依据属性寻找 W 个判别函数 $d_1(x), d_2(x), ..., d_W(x)$，如果模式 x 属于类 ω_i，则：

$$d_i(x) > d_j(x) \qquad j = 1, 2, ..., W; j \neq i \qquad (5.1)$$

换句话说，一个未知的模式 x 被称为属于第 i 个模式类，只有把 x 代入所有的判别函数后能得到 $d_i(x)$ 的最大值时才成立。

5.2　最小距离分类器

基于匹配的识别技术用一种原型模式向量表示每一个类，一个未知模式按一个预先已定义的度量与其最相近的类进行计算。最简单的方法是最小距离分类器，这种方法如其名称所起一样，要计算在欧几里得空间中的未知量和每一个原型向量的距离。选择其中的最小距离来决策。

假设我们把每一个模式类的原型定义为该类模式的平均向量：

$$m_j = \frac{1}{N_j} \sum_{x_j \in \omega_j} x_j \quad j = 1, 2, ..., W \tag{5.2}$$

这里 N_j 是类 ω_j 的模式向量数目，在求和式中取全部这些向量。W 是模式类的数目。决定一个未知模式向量 x 的类别的方法是，将它分配给与它最接近的原型类。可以使用欧式距离来进行判断：

$$D_j(x) = \|x - m_j\| \qquad j = 1, 2, ..., W \tag{5.3}$$

这里 $\|x\| = (x^T x)^{1/2}$ 是欧式范数。当 $D_i(x)$ 的值是最小距离时，把它划分给类 ω_i。也就是说，最小距离暗示此公式表示了最好匹配。不难看出选择最小距离等同于下面的函数评估：

$$d_j(x) = x^T m_j - \frac{1}{2} m_j{}^T m_j \qquad j = 1, 2, ... W \tag{5.4}$$

并且在 $d_i(x)$ 得出最大值时将 x 划归给类 ω_i。这个公式同式（5.1）定义的决策函数的概念一致。

对于式（5.4）中提出的欧式距离，实际上可以用其他距离度量 $\delta(x_k, x_l)$ 来代替，下面是一些很重要的例子（其中 $x_k = (x_{k1}, x_{k2}, ..., x_{kn})^T$，$x_l = (x_{l1}, x_{l2}, ..., x_{ln})^T$）：

（1）s 阶 Minkowski 度量

$$\delta_M(x_k, x_l) = \left[\sum_{j=1}^{n} |x_{kj} - x_{lj}|^s \right]^{1/s}$$

当 $s = 1$ 时，

$$\delta_C(x_k, x_l) = \sum_{j=1}^{n} |x_{kj} - x_{lj}|$$

（2）Chebychev 距离

$$\delta_T(x_k, x_l) = \max_j |x_{kj} - x_{lj}|$$

（3）平方距离

$$\delta_Q(x_k, x_l) = (x_k - x_l)^T Q (x_k - x_l)$$

其中 Q 是给定的正定标尺矩阵。

（4）非线性度量

$$\delta_N(x_k, x_l) = \begin{cases} H, \delta(x_k, x_l) > T \\ 0, \delta(x_k, x_l) \leq T \end{cases}$$

其中，H、T 是非线性度量参数，$\delta(x_k, x_l)$ 可以是上述的任何一种度量。

所有上面的 x 的下标的意义如下：当只有一个下标时，此下标表示样本号，有两个下标时，第一个为样本号，第二个表示该样本的特征序号。

5.3　海明距离

5.3.1　分类器设计

Daugman 的虹膜识别系统是用海明（Hamming）距离来作为分类器的，Hamming 距离是通过统计两个模板上对应位编码不同的个数占总模板位数的比例，来作为这两个模板之间的距离，距离越小表明两模板越匹配。Hamming 距离是解决模板匹配问题较好的一种分类方法。

通过 4.2 节我们知道在 Daugman 的虹膜识别系统中，一个虹膜图像的特征最后被编码为一个 2048 位的向量，我们用向量 A 代表待识别的虹膜特征向量，向量 B 代表虹膜特征数据库中的虹膜特征向量，A 和 B 分别记为：

$$A = (A_1, A_2, ..., A_{2048})^T$$
$$B = (B_1, B_2, ..., B_{2048})^T$$

其中 $A_i, B_i (i = 1, 2, ..., 2048)$ 或者为 1，或者为 0。

标准的 Hamming 距离定义为[91]：

$$HD = \frac{1}{N} \sum_{i=1}^{N} (A_i \otimes B_i) \tag{5.5}$$

其中 $A_i, B_i (i = 1, 2, ..., N)$ 为待识别图像编码和模板图像编码的第 i 个码字，$A_i \otimes B_i$ 是异或算子，当 $A_i, B_i (i = 1, 2, ..., N)$ 对应的比特位不同时结果为 1，相同时为 0。

由于存在眼皮、睫毛等的干扰，要考虑到噪声的影响，将噪声图像区域进行代码比较是无意义的，必须把噪声区域点排除，所以还要统计噪声点的个数。在 Daugman 的虹膜识别系统中，此时的 Hamming 距离应该是有效虹膜代码不匹配位数占整个有效代码位数的比例，定义为

$$HD = \frac{\|(\text{code}A \otimes \text{code}B) \bigcap \text{mask}A \bigcap \text{mask}B\|}{\|\text{mask}A \bigcap \text{mask}B\|} \tag{5.6}$$

其中异或算子 $\otimes$ 检测每对相应的码位的异同，而与算子 $\cap$ 则确保正在比较的位没有受到眼睫毛、眼睑、镜面反射或是其他干扰的影响。其中它们的相位编码向量由 {codeA, codeB} 表示，掩码位向量由 {maskA, maskB} 表示。分母计数所有去除了睫毛和镜面反射后的用于虹膜比较的相位比特位的总数，以此来计算出一个部分的海明距离（HD），并把它作为衡量两个虹膜是否不同的依据，所以变量 HD 是一个大于或等于 0 且小于或等于 1 的数。在理想情况下，如果两个虹膜是来自同一个人的眼睛，则 HD=0；如果是不同人的眼睛，则 HD=1。

5.3.2　阈值分析

在识别时，需要确定一个分类标准（阈值），以此为分界点，小于阈值可认为两模板匹配，大于阈值认为两模板不同。阈值的确定可以根据统计后验概率密度分布得到。

因为每一个相位编码的位为 0 或 1 的概率是相等的，而且不同的虹膜之间都是无关的，所以期望的在两个不同的虹膜间的阈值的范围在 HD=0.5 附近。图 5.1 的直方图表明了在对从英国、美国、日本、韩国所得到的虹膜的图像所进行的 9.1×10^6 次对比的 HD 值的分布。此次比较共用到了 4258 个虹膜图像，包括 10 个子集，每个子集中有 70 个眼睛的图像。除去那些同一眼睛的副本的比较（700×9），以及未被计数的和未比较的，总共进行了 $(4258 \times 4257 - 700 \times 9)/2 = 9060003$ 次比对。最后得到平均 HD 值是 P=0.499，标准差 $\sigma = 0.0317$；图 5.1 中的分布符合一个完整的二项式分布，并且有 $N = p(1-p)/\sigma^2 = 249$ 级自由度。从对数据库中的 910 万对不同的虹膜的海明距离的分布来看，图中的直方图构成了一个以 P=0.5，N=249 个自由度的二项分布。从对数据的分析表明，不可能有两个完全不同的虹膜有三分之二以上的向量信息相同。

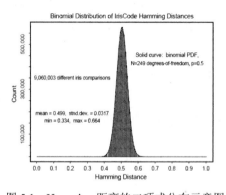

图 5.1　Hamming 距离的二项式分布示意图

　　虹膜识别的性能好坏可以用分类决策能力和不同模式之间的独立自由度来评价。因为两个不同虹膜之间 HD 远大于两个相同虹膜图像之间的 HD。从图 5.1 可以看出，对于不同眼睛的虹膜，Hamming 距离分布的均值为 0.499，最小值为 0.334。因此可以取一个比 0.334 稍微小一点的值来作为阈值，在文献[103]中阈值取为 0.32。在表 5.1 中给出了选取不同阈值时的虹膜图像进行匹配时的错误率。

表 5.1　选取不同阈值时的错误匹配率

阈值	错误匹配率
0.26	$1/10^{13}$
0.27	$1/10^{12}$
0.28	$1/10^{11}$
0.29	$1/(1.3 \times 10^9)$
0.30	$1/(1.5 \times 10^8)$
0.31	$1/(1.3510^8)$
0.32	$1/(2.6 \times 10^7)$
0.33	$1/(4 \times 10^6)$
0.34	$1/(6.9 \times 10^5)$
0.35	$1/(1.33 \times 10^5)$
0.36	$1/(2.8 \times 10^4)$
0.37	$1/(6.75 \times 10^3)$
0.38	$1/(1.78 \times 10^3)$
0.39	$1/(5.2 \times 10^2)$
0.40	$1/(1.7 \times 10^2)$

5.3.3　Daugman 虹膜识别系统的速度性能总结

　　Daugman 的虹膜识别系统在主频为 300MHz 的 Sun 工作站上进行了测试，在表 5.2 中给出了识别系统各个阶段的执行时间。

表 5.2　虹膜识别系统不同阶段的执行时间

识别阶段	执行时间
图像摄取	15ms
消除光照反射	56ms
眼睛与虹膜定位	90ms

续表

识别阶段	执行时间
确定瞳孔边界	12ms
检测与确定上下眼睑	93ms
消除睫毛与镜头边界	78ms
解调与虹膜编码	102ms
虹膜编码的 XOR 比较	10μs

5.4　方差倒数加权欧氏距离

5.4.1　分类器设计

我们利用 4.3 节与 4.4 节中的特征提取方法对虹膜图像进行编码之后，在进行模式匹配时采用的是方差倒数加权欧氏距离分类器。将未知虹膜的特征向量同已经训练好的已知类别的虹膜特征向量相比较，当且仅当它的特征向量与第 k 类特征向量的方差倒数加权欧氏距离 WED 最小时，输入虹膜被分类为第 k 类虹膜。加权欧氏距离按下面的公式计算：

$$WED(k) = \sum_{i=1}^{N} \frac{(f_i - f_i^{(k)})^2}{(g_i^{(k)})^2} \tag{5.7}$$

假设我们总计得到了 N 个特征区域。对每个特征区域，我们求出它的均值与方差，形成两个特征向量 $f = (f_1, f_2, ..., f_N)^T$, $g = (g_1, g_2, ..., g_N)^T$ ，其中 $f_i, g_i (i = 1, ..., N)$ 分别表示虹膜的第 i 个特征区域的均值与方差。

那么在式（5.7）中，f_i 表示未知样本的第 i 个均值特征，$f_i^{(k)}$ 和 $g_i^{(k)}$ 分别表示第 k 类虹膜的第 i 个均值特征和第 i 个方差特征，N 表示特征向量中特征值的数目。

当有一个虹膜图像送来进行识别时，首先对其进行特征编码，在得到了所需的特征向量 f 后，这个特征向量被送到分类器。这时分类器开始计算它与每个该库中所存的特征向量的 WED 值。

当数据库中所有的特征向量都与 f 进行完运算后，如果最小的那个 $WED(x)$ 值在某个置信区间以内，就将 f 归为在运算中所得到的最小的那个 $WED(x)$ 值所对应的类中，也就是认为 f 是来自用户 x 的。但如果与数据库中所有的特征向量都进行完运算后，即使是最小的那个$WED(x)$值也超出了置信区间，那么分类器就判定这个特征向量所对应的虹膜图像是不属于这个数据库中的任何一个用户的，因此可以拒绝为其服务。

在这里我们谈到了置信区间这个问题，由于我们所作的判断只有两个结果："是"或"否"，而$WED(x)$值越小越好，所以我们可以得出这样一个结论：在这个问题上，我们的置信区间是一个从 0 到某一个值 D 的区间，即$(0, D)$。当$WED(x) \in (0, D)$时，为其提供服务；当$WED(x) \notin (0, D)$时，拒绝为其服务。

5.4.2 实验结果及分析

我们通过 CASIA 虹膜图像数据库得到了一个包含 80 个人的 108 只眼睛虹膜的数据，对于每一只眼睛的虹膜，包含了在不同条件下采集的 7 个样本，它们都是 8 位灰度图像，大小为 320×280，这样我们的虹膜数据库共有 756 个虹膜图像样本。利用 4.6 节的方法进行虹膜注册。然后用剩下的 432 幅图像作为待识别图像进行识别处理。

通过大量的实验（同类虹膜之间进行了 4×108=432 次 WED 值的计算，不同类虹膜之间进行了 4×107×108=46224 次 WED 值的计算），按照眼睛进行分类。结果是同类虹膜间的 WED 值主要集中在 3~16 之间，平均值为 7.68；不同类虹膜间的 WED 值主要集中在 23~55 之间，平均值为 33.26。部分实验结果见表 5.3，其中 M01~M10 为虹膜特征数据库中的样本，I01~I10 为经过编码的待识别的虹膜图像。

表 5.3 10 幅虹膜图像的匹配结果比较

	I01	I02	I03	I04	I05	I06	I07	I08	I09	I10
M01	**5.38**	28.65	36.54	19.68	42.35	34.67	32.29	36.47	50.35	35.34
M02	29.87	**4.62**	30.06	46.75	34.56	50.32	33.68	33.56	38.25	36.57
M03	35.98	29.88	**3.81**	60.35	38.24	29.91	36.44	44.13	34.36	35.98
M04	20.21	47.13	59.76	**9.55**	40.32	37.77	32.12	29.79	43.65	33.04
M05	41.92	35.12	38.69	41.01	**7.35**	54.32	37.76	33.69	37.96	28.31
M06	33.84	49.87	30.23	37.52	53.13	**11.23**	29.35	34.65	40.32	39.52
M07	33.16	34.21	37.03	31.96	38.08	29.46	**4.62**	41.23	28.64	45.36
M08	37.02	33.09	43.85	30.04	34.02	34.81	40.06	**6.64**	27.63	39.92
M09	51.14	37.89	34.58	44.11	38.24	40.11	28.87	27.41	**7.32**	33.54
M10	35.67	36.94	36.22	33.31	28.56	39.27	45.14	39.74	33.21	**7.93**

正如我们在绪论中所提到的，对于一个生物识别系统来说，最重要的两个指标是误识率（FAR）与误拒率（FRR），选取一个理想的阈值就会平衡系统的误识率与误拒率。

通过上面的实验我们注意到，同类虹膜间的 WED 值主要集中在 3～16 之间，不同类虹膜间的 WED 值主要集中在 23～55 之间，因此我们可以将阈值选取在 16～23 之间，本文将阈值 T 确定为 19。表 5.4 给出了在不同阈值的情况下误识率与误拒率的数值。

表 5.4 不同阈值情况下的误识率与误拒率比较

阈值	17	18	19	20	21	22
误识率	322/46224	324/46224	325/46224	331/46224	335/46224	338/46224
误拒率	15/432	11/432	8/432	6/432	4/432	2/432

当阈值 T=19 时，在我们的实验中，一个待识虹膜图像的特征提取与匹配速度小于 200ms，准确识别率达到(1-333/46656)×100%=99.29%。实验证明，该方法运算速度快，识别效果较好。不足之处是实验样本较少，还需要进行大量样本实验，以验证算法的健壮性。未来的发展方向是，首先要研制先进的虹膜采集设备，结合计算机视觉技术在三维立体中自动搜索虹膜。

5.5 基于 SIDASAM 的虹膜分类方法

5.5.1 熵函数

最佳分类器由后验概率确定，所以可以由特征的后验概率分布来衡量它对分类的有效性。如果对某些特征，各类后验概率是相等的，即

$$p(\omega_i \mid x) = \frac{1}{c} \tag{5.8}$$

其中 c 为类别数，则我们将无从确定样本所属类别，或者我们只能任意指定 x 属于某一类（假定先验概率相等或不知道），此时的错误概率为：

$$p_e = 1 - \frac{1}{c} = \frac{c-1}{c} \tag{5.9}$$

如果能有一组特征使得 $p(\omega_i \mid x) = 1$，并且 $p(\omega_j \mid x) = 0, \forall j \neq i$。此时 x 可以肯定划分到 ω_i 类，而错误概率为零。

由此可见后验概率分布越集中，错误概率就越小；后验概率分布越平缓（接

近均匀分布），则分类错误概率就越大。

为了衡量后验概率分布的几种程度，需要规定一个定量指标，我们引入信息论中关于熵的概念。

设 ω 为可能取值 $\omega_i(i=1,2,...,c)$ 的一个随机向量，它的取值依赖于分布密度为 $p(x)$ 的随机向量 x（特征向量），即给定 x 后 ω_i 的概率是 $p(\omega_i|x)$。现在观察变量 x 及相应的 ω 值的实验。也就是说，给定 x 后，我们从观察 ω 的结果中得到了多少信息，或者说 ω_i 的不确定性减少了多少。显然，如果对某一 x，有 $p(\omega_i|x)=1$，并且 $p(\omega_j|x)=0, \forall j \neq i$，则观察结果肯定是 $\omega = \omega_i$。因此观察的结果并没有使我们得到任何信息。反之，如果对所有的 $i, p(\omega_i|x)$ 都相等，我们只能任意猜测 ω 的可能结果，而从观察到实际发生的 ω_i 事件中得到的信息量就不再等于零，而相应于观察前的不确定程度。

从特征提取的角度看，用具有最小不确定性的那些特征进行分类是有利的。在信息论中用熵（Entropy）作为不确定性的度量，它是 $p(\omega_1|x), p(\omega_2|x),..., p(\omega_c|x)$ 的函数，即

$$H = J_c[p(\omega_1|x), p(\omega_2|x),..., p(\omega_c|x)] \tag{5.10}$$

这个函数有下列性质：

（1）熵为正并且对称：

$H_c(p_1,p_2,...,p_c) = H_c(p_2,p_1,...,p_c) = ... = H_c(p_c,...,p_1) \geqslant 0$；

（2）若 $p_{i_0}=1$ 且 $p_i=0$ （$1 \leqslant i \leqslant c, i \neq i_0$），则 $H_c(p_1,p_2,...,p_c)=0$；

（3）$H_{c+1}(p_1,p_2,...,p_c,0) = H_c(p_1,p_2,...,p_c)$；

（4）对于任意的概率分布，$p_i \geqslant 0$ （$i=1,2,...,c$）,$\sum_{i=1}^{c} p_i = 1$，有

$$H_c(p_1,p_2,...,p_c) \leqslant H_c\left(\frac{1}{c},\frac{1}{c},...,\frac{1}{c}\right);$$

（5）对所有事件，熵函数是连续函数。

使用最广泛的是下面定义的 Shannon 熵：

$$H = -\sum_{i=1}^{c} p(\omega_i|x)\log p(\omega_i|x) \tag{5.11}$$

一幅图像如果有 n 种灰度值，并且出现的概率分别为 $p_1,p_2,p_3,...,p_n$，则 $\sum_{i=1}^{n} p_i = 1$。根据 Shannon 定理，这幅图像的信息量可由下式表示

$$H = -\sum_{i=1}^{n} p_i \log p_i \tag{5.12}$$

当图像中各灰度值出现的概率彼此相等时，图像的熵最大。

5.5.2 相对熵与判别熵

我们用相对熵（Relative Entropy，RE）作为某个概率分布密度 $p(x_i)$ 偏离给定标准分布 $w(x_i)$ 的程度的度量，其定义为：

$$D(p,w) = \sum p(x_i) \log[p(x_i)/\omega(x_i)] \geqslant 0 \qquad (5.13)$$

求和在该特征所有可能的取值上进行。

相对熵越大，这两类概率分布的差别就越大，当两类概率分布完全相同时，相对熵达到最小值（等于零）。因此我们可以定义判别熵（Spectral Information Divergence，SID）来表示两类概率分布的差别大小。

$$SID(p,q) = D(p,q) + D(q,p) \qquad (5.14)$$

在多类的情况下，可以用 $\sum_i \sum_j SID(p^{(i)}, q^{(j)})$ 来表示各类概率分布之间的分离程度。其中 i 和 j 代表类别号。

5.5.3 SIDASAM 方法

假定虹膜特征向量为 n 维。我们先考虑两类虹膜的情形，其中第 1 类为待分类的虹膜样本特征向量，第 2 类为存储在虹膜特征数据库中的样本。假设第 1 类中有 N_1 个虹膜样本，第 k 个样本的特征向量为 $X_k = (x_{k1}, x_{k2}, ..., x_{kn})^T (k = 1, 2, ... N_1)$，第 2 类中有 N_2 个虹膜样本，第 k 个样本的特征向量为 $Y_k = (y_{k1}, y_{k2}, ..., y_{kn})^T$（$k = 1, 2, ... N_2$）。首先将这些向量单位化，即

$$\tilde{X}_k = \left(\frac{x_{k1}}{\sqrt{\sum_{i=1}^{n} x_{ki}^2}}, \frac{x_{k2}}{\sqrt{\sum_{i=1}^{n} x_{ki}^2}}, ..., \frac{x_{kn}}{\sqrt{\sum_{i=1}^{n} x_{ki}^2}} \right)^T \quad (k = 1, 2, ... N_1)$$

$$\tilde{Y}_k = \left(\frac{y_{k1}}{\sqrt{\sum_{i=1}^{n} y_{ki}^2}}, \frac{y_{k2}}{\sqrt{\sum_{i=1}^{n} y_{ki}^2}}, ..., \frac{x_{yn}}{\sqrt{\sum_{i=1}^{n} y_{yi}^2}} \right)^T \quad (k = 1, 2, ... N_1)$$

为了方便，我们换一种记法：

$$S_k^{(1)} = (s_{k1}^{(1)}, s_{k2}^{(1)}, ..., s_{kn}^{(1)})^T = \tilde{X}_k \quad (k = 1, 2, ... N_1)$$

$$S_k^{(2)} = (s_{k1}^{(2)}, s_{k2}^{(2)}, ..., s_{kn}^{(2)})^T = \tilde{Y}_k \quad (k = 1, 2, ... N_2)$$

很明显有 $\sum_{i=1}^{n} (s_{ki}^{(1)})^2 = 1, \sum_{i=1}^{n} (s_{ki}^{(2)})^2 = 1$ 成立。

在给定虹膜特征向量为 n 维的条件下，假设上述两类虹膜样本的概率分布分别为 $p = \{p_i\}_{i=1}^{n}, q = \{q_i\}_{i=1}^{n}$，并且满足 $\sum_{i=1}^{n} p_i = \sum_{i=1}^{n} q_i = 1$。则相对熵定义为：

$$D(p,q) = \sum_{i=1}^{n} p_i \log \frac{p_i}{q_i} \qquad (5.15)$$

它们的判别熵为

$$SID(p,q) = D(p,q) + D(q,p) \qquad (5.16)$$

上式计算起来非常不方便，我们可以用下面的函数作为 $SID(p,q)$ 的近似度量：

$$U(p,q) = \|p - q\|^2 = \sum_{i=1}^{n} (p_i - q_i)^2 \qquad (5.17)$$

在不对概率分布作估计的情况下，我们可以用经过单位化处理的样本特征值来代替上式中的概率分布：

$$\tilde{p_i} = \frac{1}{N_1} \sum_{k=1}^{N_1} (s_{ki}^{(1)})^2, \tilde{q_i} = \frac{1}{N_2} \sum_{k=1}^{N_2} (s_{ki}^{(2)})^2 \qquad (5.18)$$

很明显有 $\sum_{i=1}^{n} \tilde{p_i} = \sum_{i=1}^{n} \tilde{q_i} = 1$，所以这样的处理是合理的。

将式（5.17）代入式（5.18），有

$$U(p,q) = \|p - q\|^2 = \sum_{i=1}^{n} (p_i - q_i)^2$$

$$= \sum_{i=1}^{n} (\frac{1}{N_1} \sum_{k=1}^{N_1} (s_{ki}^{(1)})^2 - \frac{1}{N_2} \sum_{k=1}^{N_2} (s_{ki}^{(2)})^2)^2 \qquad (5.19)$$

令 $x_i = \dfrac{\sum_{k=1}^{N_1} x_{ki}}{N_1}, y_i = \dfrac{\sum_{k=1}^{N_2} y_{ki}}{N_2}$（$i = 1,2,...,n$），我们得到第 1 类和第 2 类虹膜样本的平均特征向量，分别为：

$$X = (x_1, x_2, ..., x_n)^T, Y = (y_1, y_2, ..., y_n)^T$$

则我们定义 X, Y 的谱角（Spectral Angle Mapper，SAM）为：

$$SAM(X,Y) = \cos^{-1}\left(\frac{\langle X,Y \rangle}{\|X\| \times \|Y\|}\right) \qquad (5.20)$$

现在，我们引入一种新的度量方法 SAS（SID and SAM），它是由 SID 与 SAM

组合在一起的一种度量方法，定义如下：

$$SAS(X,Y) = U(p,q) \times \sin(SAM(X,Y)) \tag{5.21}$$

我们可以根据式（5.21）中计算出来的 $SAS(X,Y)$ 的大小来对待识虹膜进行分类。当 $SAS(X,Y)$ 的值越小时，我们就认为两类虹膜越类似。

5.5.4　实验结果分析

虹膜识别系统有两种典型的工作方式：认证（Verification）和识别（Identification）。认证是"一对一"比对，得出"是否是同一人"的结论；而识别则是"一对多"的搜索比对，得出"有无此人"以及"此人是谁"的结论。认证和识别在最后得到的实验结果上可以用不同形式表示出来，"一对一"认证多用于民用场合，"一对多"的识别主要用于刑侦领域。

我们依然使用 CASIA 的虹膜图像数据库来进行实验。前期的三幅虹膜图像作为一类，后期的四幅虹膜图像作为另一类。

通过大量的实验（总计进行了 108×108=11664 次 SAS 值的计算），按照眼睛进行分类，结果是同类虹膜间的 SAS 值主要集中在 0.000087～0.000162 之间，平均值为 0.000123；不同类虹膜间的 SAS 值主要集中在 0.000243～0.014605 之间，平均值为 0.007386。

对于"一对一"的情况，通过上面的实验我们注意到同类虹膜间的 SAS 值主要集中在 0.000087～0.000162 之间，不同类虹膜间的 SAS 值主要集中在 0.000243～0.014605 之间，因此我们可以将阈值选取在 0.000162～0.000243 之间，本文将阈值 T 确定为 0.000200，当 SAS 的值小于 T 时就认为是同一类虹膜，否则不是。

对于"一对多"的情况，我们可以将比对结果的前 10 个 SAS 值最小的虹膜图像列出来，供用户参考。部分实验结果见表 5.5，1～5 为比对结果中 SAS 值最小的前 5 名。

表 5.5　虹膜图像比对 SAS 值最小的前 5 名

SAS	1	2	3	4	5
虹膜 001	0.000118	0.000204	0.000587	0.001063	0.002712
虹膜 002	0.000109	0.000201	0.000564	0.001008	0.002625
虹膜 003	0.000124	0.000215	0.000603	0.001241	0.002736
虹膜 009	0.000135	0.000267	0.000677	0.001308	0.002841
虹膜 014	0.000131	0.000258	0.000652	0.001297	0.002808

5.6　识别速度比较

我们在 Core™i5-2520M CPU@2.50GHz、内存为 4GB 的笔记本电脑上进行了测试，表 5.6 给出了在识别系统各个不同阶段采取不同方法的执行时间。

表 5.6　虹膜识别系统不同阶段的执行时间

虹膜识别的各个阶段		执行时间
确定瞳孔边界		9.5ms
确定虹膜外边界		55ms
检测与确定上下眼睑		74ms
消除睫毛与镜头边界		41ms
归一化与虹膜图像增强		2ms
虹膜特征提取与编码	二维小波变换	77ms
	零谱矩滤波器	81ms
	一维特征的方法	55ms
	2D Gabor 变换	101ms
模式匹配	Daugman 的 XOR 比较	10μs
	WED	9.3μs
	SAS	9.1μs

5.7　小结

本章首先介绍了模式、模式类和模式匹配的基本概念，模式匹配的基本作法是在样本训练集的基础上确定某个判决规则，使按这种判决规则对被识别对象进行分类所造成的错误识别率最小或引起的损失最小。

基于匹配的识别技术用一种原型模式向量表示每一个类，一个未知模式按一个预先已定义的度量与其最相近的类进行计算。最简单的方法是最小距离分类器。本章在第二节介绍了最小距离分类器的几种常用方法，包括 Minkowski 度量、Chebychev 距离、平方距离和非线性度量。

紧接着，我们在第三节中结合 Daugman 的虹膜识别系统详细讲述了 Hamming 距离，Hamming 距离是通过统计两个模板上对应位编码不同的个数占总模板位数的比例来作为这两个模板之间的距离，距离越小表明两模板越匹配。Hamming 距离是解决模板匹配问题较好的一种分类方法。在本节的末尾还通过实验数据对分类阈值进行了分析，并给出了选取不同阈值时的错误匹配率的统计表。

然后，我们给出了方差倒数加权欧氏距离分类器的定义，并利用 4.3 节与 4.4 节中的特征提取方法对虹膜图像进行编码之后，在进行模式匹配时采用了这一种分类器。将未知虹膜的特征向量同已经训练好的已知类别的虹膜特征向量作比较，当且仅当它的特征向量与第 k 类特征向量的方差倒数加权欧氏距离 WED 最小时，输入虹膜被分类为第 k 类虹膜。通过大量的实验，本节给出了阈值的确定方法，并给出了不同阈值情况下的误识率与误拒率比较。

最后，在介绍了熵函数、相对熵和判别熵的基础上，提出了一种改进的虹膜分类器，即 SIDASAM（Spectral Information Divergence and Spectral Angle Mapper）分类器，此分类器很好地利用了 SID 和 SAM 的优点，能够起到良好的分类效果。对于"一对多"的情况，我们对 CASIA 虹膜图像数据库中的虹膜图像进行了大量的实验，并列表给出了比对结果中 SAS 值最小的前 5 名的具体数据。

第六章　基于奇异值分解和隐马尔可夫模型
的虹膜识别方法

图像本身的灰度分布描述了图像的内在信息。将图像作为矩阵看待，对其进行各种代数变换或矩阵分解，将矩阵的特征向量作为图像特征，即得到图像的代数特征。

6.1　奇异值分解定理

若矩阵 $A_{m \times n}$ 代表一幅图像，对 A 进行奇异值分解为

$$A = U \sum V^T$$

其中 U 和 V 是两个单位正交的矩阵，$\sum$ 是一个对角矩阵，形式为 $\sum = \mathrm{diag}$（$\lambda_1, \lambda_2, \cdots$）。如果 A 只有 k 个非零奇异值，则

$$A = \sum_{i=1}^{k} \lambda_i u_i v_i^T$$

其中 u_i 和 v_i 是 u 和 v 的各个列。记为

$$S_{n \times 1} = (\lambda_1, \lambda_2, \ldots, \lambda_k, 0, \ldots, 0)^T$$

称为矩阵 A 的奇异值向量。

6.2　奇异值向量作为观察向量的优点

因为对于任意一个实矩阵 A，它的奇异值分解是唯一的，所以当排列成 $\lambda_1 \geq \lambda_2 \geq \cdots \geq \lambda_k$ 时，原图像 A 对应于一个唯一的奇异值向量。于是奇异值向量可以作为描述灰度值矩阵 A 的一种数值特征。奇异值向量具有良好的代数和几何不变性。

1. 位移不变性

对图像的平移变换相当于对图像矩阵作行/列的置换，即对图像矩阵作交换两

行（或两列）的初等变换。交换矩阵 A 的第 i,j 两行等价于在该矩阵的左边乘上矩阵 I_{ij}：

$$I_{ij} = I - (e_i - e_j)(e_i - e_j)^T$$

其中，e_i 和 e_j 分别表示单位矩阵 I 的第 i 列和第 j 列。变换后的矩阵为 $I_{ij}A$。已知 $I_{ij}^T = I_{ij} = I_{ij}^{-1}$，于是 $(I_{ij}A)(I_{ij}A)^T$ 的特征方程为：

$$\left| (I_{ij}A)(I_{ij}A)^T - \lambda^2 I \right| = 0$$

上式可化为：

$$\left| I_{ij}AA^T I_{ij}^T - \lambda^2 I \right| = \left| I_{ij} \right| \left\| AA^T - \lambda^2 I_{ij}^{-1} I_{ij}^{-1} \right\| \left| I_{ij} \right| = \left| AA^T - \lambda^2 I \right| = 0$$

所以，原始图像 A 与交换两行后的图像 $I_{ij}A$ 有相同的奇异值向量。同理可证，对置换也有相同的结果。因此，奇异值向量具有位移不变性。

2. 稳定性

对于描述图像的特征来说，当图像灰度有小的变化时，此特征的变化也不明显，则称为稳定。根据扰动理论，奇异值向量具有良好的稳定性。下面的定理说明了这一点。

定理 6.1 设 $A_{m\times n} \in R^{m\times n}$，$B_{m\times n} \in R^{m\times n}$，它们的奇异值分别为 $\delta_1 \geqslant \delta_2 \geqslant \cdots \geqslant \delta_n$，$\tau_1 \geqslant \tau_2 \geqslant \cdots \geqslant \tau_n$，则对于 $R^{m\times n}$ 上的任何一种酉不变范数 $\|\bullet\|$，下列等式成立：

$$\left\| diag(\tau_1 - \delta_1, \cdots, \tau_n - \delta_n) \right\| \leqslant \|B - A\|$$

如果定理中的酉不变范数取为 Frobenius 范数 $\|\bullet\|_F$，则上式变为

$$\sqrt{\sum_{i=1}^{n}(\tau_i - \delta_i)^2} \leqslant \|A - B\|_F$$

可见图像灰度值的微小变化不会引起奇异值大的变化。

由于奇异值向量具有良好的稳定性，所以它对图像噪声具有不敏感的特性。

3. 转置不变性

根据奇异值分解定理，有

$$AA^T u = \lambda^2 u$$
$$A^T A v = \lambda^2 v$$

可见，A 和 A^T 有相同的奇异值，即对应同一个奇异值向量。

4. 奇异值向量与对应图像亮度成比例变化

当整幅图像的亮度成比例变化时，其奇异值向量也成比例变化，而且这种成

比例变化并不改变它所包含的识别信息。因而采用奇异值向量进行识别时，只需采用简单的归一化即可消除比例系数的影响。

设原图像的灰度矩阵为 A，对图像 A 的灰度作比例变化，即在 A 上乘以一非零实数 α，得到图像矩阵 αA。由于 rank(A)=rank(αA)，设 rank(A)=k，并设 A 和 αA 的奇异值分别为 $\lambda_1, \lambda_2, \cdots, \lambda_k$ 和 $\sigma_1, \sigma_2, \cdots, \sigma_k$，则 $(\alpha A)(\alpha A)^T$ 的特征方程为：

$$\left| (\alpha A)(\alpha A)^T - \sigma^2 I \right| = 0$$

即

$$\left| AA^T - \frac{1}{\alpha^2}\sigma^2 I \right| = 0$$

由此得

$$(\sigma_1, \sigma_2, \cdots, \sigma_k, 0, \cdots, 0)^T = |\alpha|(\lambda_1, \lambda_2, \cdots, \lambda_k, 0, \cdots, 0)^T$$

可见，图像 A 的亮度成比例变化（比例因子为 α）相当于在奇异值向量上乘以一个比例因子 $|\alpha|$。

对图像的特征提取而言，我们往往要求抽取的特征具有一些代数上和几何上的不变性。上述性质保证了其奇异值向量具有这些不变性。以往直接采用灰度值作为观察向量有两大缺陷：首先灰度值不表示稳健的特征，对图像噪声、光照变化以及图像旋转非常敏感；其次，大尺寸的观察向量导致了计算复杂度增加，因而增加了对系统进行训练和识别的时间。使用奇异值作为观察向量克服了这些缺陷。

6.3　虹膜奇异值特征向量提取

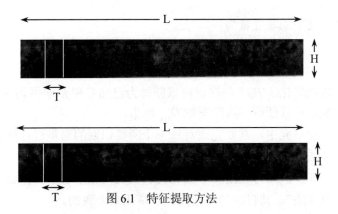

图 6.1　特征提取方法

矩形虹膜图像的宽度为 H，长度为 L，我们用宽度为 H、高度为 T 的采样窗对矩形虹膜图像从左到右进行采样，采样窗每次以步长 P（$P < T$）向右进行采样。采样数也即序列的时间长度 S 由下式给出：

$$S = \frac{L-T}{p} + 1$$

因此得到 S 个观察向量，而且观察向量是大小为 $T \times H$ 阶的矩阵。通过奇异值分解，分别计算出这 S 个矩阵的奇异值。这样就得到了 S 个奇异值观察向量。

6.4　奇异值观察向量数值化

向量数值化就是将训练样本的观测值向量进行聚类分析，将其转换为离散的观测符号，这些离散的观测符号组成了码本（CodeBook）。向量数值化（VQ）的目的在于针对特定的信号源和向量维数，找到一种最优的向量量化器，它能够使得系统的畸变量最小。

在虹膜识别中给定一个训练集 $\Gamma = \{x_1, x_2, \cdots, x_L\}$，由 L 个虹膜样本组成，每个虹膜的观测值向量为 d 维，$x_l = (x_1^{(l)}, x_2^{(l)} \cdots, x_d^{(l)})$，$l = 1 \cdots L$。用 $B = \{b_1, b_2, \cdots b_K\}$ 表示码本，其中的元素称为 d 维码向量 $b_k = (b_1^{(k)}, b_2^{(k)}, \cdots, b_d^{(k)})$，$k = 1, \cdots K$，码本中码向量的个数为 K，也就是聚类分析结果中簇的个数。用 S_k 表示码向量 b_k 所代表的编码区域，令 $S = \{S_1, S_2, \cdots S_K\}$ 为编码区域空间。如果 x_l 在编码区域 S_k 中，可以用 b_k 近似地表示 x_l，定义变量 $Q(x_l) = b_k$，if $x_l \in S_k$。那么量化器就是这样一个函数：$Q: S \to B$。在将输入的虹膜观测值向量用码本重构的向量来表征时，将会产生失真或付出代价，我们就应该寻找到一个好的失真测度尽量减少系统的畸变量。

在这里定义平均畸变量为：

$$D_{ave} = \frac{1}{Ld} \sum_{l=1}^{L} \|x_l - Q(x_l)\|^2$$

那么向量数值化（VQ）问题就可以归结为已知 Γ 和 K 求得码本 B 和 S（即训练出好的码本）并且使得平均畸变量 D_{ave} 最小。

在模式识别研究中，需要完成对每一个所要识别的向量进行分类的任务，为此，通常的做法将包含所有识别向量的集合分成若干个子集，各个子集中的向量具有相似的特征，因而可以用一个具有代表性的向量来表示。完成这一任务的算法称为"聚类算法"，其目的与实质同矢量量化是一致的。

本文使用 K-means 聚类算法来实现矢量量化。预先设定好适合于虹膜的 HMM

码本的大小 M（M<训练样本总数 L）。用 K-means 算法将样本签名分成 M 类，使得每类之间具有较高的相似度，而各类之间的相似度较低，将相似度定义为各向量之间的欧式距离，从而确定各个观测值所对应的观测符号。在这里给出簇的定义：聚类分析的结果中由相似的数据对象形成的一类称为簇。

K-means 算法可以描述如下：首先随机选取 M 个初始中心点，按照最大相似度原则进行聚类，将各个数据对象划分到离该对象最近的中心点所代表的簇中，重新计算中心点的位置，不断迭代进行聚类。当中心点的位置不发生改变或者改变量很小（如小于预先设定的阈值）时，则表明 D_{ave} 已经达到最小，此时的聚类状态是最优的。K-means 聚类算法是一种寻找局部最优解的方法，它通常不能得到全局最优解。计算复杂度为 $O(LKdn)$，其中 n 为迭代次数。

在向量数值化（VQ）的过程中，为了设计出最佳的量化系统，我们通常希望尽量最小化 D_{ave}，而一般情况下，降低 D_{ave} 就意味着需要使用较大规模的码本。这在使用隐马尔可夫模型进行模式识别过程时将导致 HMM 参数数量的增多，计算量增大，模型训练所需的时间可能会较长以致不符合实际要求。然而如果码本的数量太小输入信号就发生很大的畸变，这种畸变是在向量数值化的过程中不断积累的，将直接影响到实验结果。因此我们在确定观测符号集（码本）的大小的时候既要考虑降低畸变度，使其在允许的范围内，又要兼顾模型的训练时间，使其符合实际要求，让二者达到一种适当的平衡。

6.5　隐马尔可夫模型的发展概况

俄国有机化学家 Vladimir Vasilyevich Markovnikov 于 1870 年提出了马尔可夫（Markov）模型，其本质是一种随机过程。而 HMM 理论基础是在二十世纪六七十年代由 Baum 等人共同建立起来的，他们在研究期间发表了一系列有代表性的文章。随后由 CMU 的 Baker 和 IBM 的 Jelinek 等人将其应用于语音识别技术中。到了八十年代中期，由于 Bell 实验室的 Rabiner 等人对 HMM 的深入浅出的介绍，才逐渐使 HMM 为世界各国的研究人员所了解和熟悉，进而成为公认的研究热点。特别是在近些年 HMM 可以为不同信号建模的特点，以及在语音信号处理上的成功，并因其具有经典的训练和寻优算法，使很多研究人员开始将 HMM 引入不同的研究领域当中，并取得了一定的成功。

HMM 是在 Markov 链的基础上发展起来的，由于实际问题往往比 Markov 链模型所描述的更为复杂，观察到的事件并不是与状态一一对应的，而是通过一组概率分布相联系，这样就产生了"隐马尔可夫模型"（HMM）。HMM 是一种典型的统计识别方法，是一种用参数表示的、用于描述随机过程统计特征的概率模型。HMM 对很多随机序列信号来说，是一种十分有效的数据描述统计模型，如语音信号、联机手写签名信号等。在使用 HMM 进行建模时，观测矢量通常直接由输入序列来构造，它能反映数据中某种随时变化的局部特征，但这种特征一般是不稳定的，具有较强的随机性，而模型中的状态能够描述数据中的某种全局特征，这种特征是较为稳定的，从统计特征上看，它可以反映出观测特征矢量在较大时间尺度上的统计特征变化。

隐马尔可夫模型被越来越多的应用于模式识别领域是有一定原因的，第一模型自身的数学结构十分丰富、成熟，因此在广泛的实际应用中有系统的理论基础作为保障；第二模型对时变信号具有强大的建模能力，如果模型设计合理、使用得当，就会在实际应用中产生令人满意的效果。随着人们对 HMM 认识的不断更新，理解的不断深入，其应用范围也愈加广泛，如语音识别、目标识别、人脸识别、字符识别等。

隐马尔可夫模型在虹膜识别领域却很少使用，本文算是在这方面的一次尝试。

6.6 隐马尔可夫模型理论基础

6.6.1 隐马尔可夫模型的定义

隐马尔可夫模型是一个双重的随机过程：一个潜在的过程称为"状态"过程，实际是一个 Markov 链，也是基本随机过程；另一个可观测过程称为"观测序列"，而观测序列是由隐含的状态过程决定的。这样站在一个观察者的角度只能看到观测值，不能直接看到状态，而是通过一个随机过程去感知状态的存在及其特性，故称之为"隐"马尔可夫模型（Hidden Markov Model）。

一个完整的 HMM 可以用下面的几个参数进行描述：

（1）N 模型中的状态数，记为 $S = \{s_1, s_2, ..., s\}_N$；

t 时刻的状态用 q_t 表示，且 $q_t = s_i$，$1 \leq t \leq T$，$1 \leq i \leq N$；

相应的状态序列记为 $Q = \{q_1, q_2, ..., q_T\}$。

（2）M 模型中每一个状态所对应的不同的观测符号数，

记为 $V = \{v_1, v_2, ..., v_M\}$；

t 时刻的观测值用 O_t 表示，且 $O_t = v_k$，$1 \leq t \leq T$，$1 \leq k \leq M$；

相应的观测符号序列记为 $O = \{O_1, O_2, ..., O_T\}$。

（3）$A = \{a_{ij}\}$ 状态转移概率分布矩阵，其中

$$a_{ij} = P[q_{t+1} = s_j \mid q_t = s_i] \ \ 1 \leqslant i, j \leqslant N$$

且满足 $\sum_{i=1}^{N} a_{ij} = 1$

a_{ij} 的确定与模型的拓扑结构有一定的关系。

（4）$B = \{b_j(k)\}$ 表示处于状态 j 时的观测符号概率分布，其中

$$b_j(k) = P[v_k \ \text{at} \ t \mid q_t = s_j] \quad 1 \leqslant j \leqslant N, 1 \leqslant k \leqslant M$$

且满足 $\sum_{k=1}^{M} b_{jk} = 1$

（5）$\pi = \{\pi_i\}$ 初始状态分布，其中

$$\pi_i = P[q_1 = s_i] \quad 1 \leqslant i \leqslant N$$

且满足 $\sum_{i=1}^{N} \pi_i = 1$；

综上所述，一个完整的 HMM 需要两个模型参数（N、M）、观测符号集以及三个概率分布（A、B、π）。为简便起见，我们通常将 HMM 表示为（N, M, A, B, π）。设有一个马尔可夫过程，它有 N 个状态，在时间 T 内，某个时刻 t 只能处于这 N 个状态中的某一个，那么任意时刻 t 所处的状态 q_t 就取决于初始概率分布 π_i 和状态转移概率 a_{ij}。另外，在任意时刻 t 所处的状态 q_t 是隐藏在系统内部的，不为外界所见，外界只能得到系统在该状态下的一个观测值 Q_t，它是由状态 q_t 决定的，其概率为 $b_j(Q_t)$。用一个紧凑的形式表示为 $\lambda = (A, B, \pi)$，更形象的描述就是 HMM 可以分为两个部分：一个是 Markov 链，由 π 和 A 描述，产生的输出为状态序列；另一个是随机过程，由 B 描述，产生的输出为观测序列。

6.6.2　隐马尔可夫模型的三个基本问题

在实际应用当中，我们通常需要解决 HMM 三个基本问题，从而达到识别的目的，这三个问题分别是评估问题、状态解码以及训练问题。本文对于虹膜图像的识别过程的实现就是通过分别解决这一系列基本问题而逐步完成的。

（1）评估问题：给定某个观测序列 $O = \{O_1, O_2, ..., O_T\}$ 以及模型 $\lambda = (A, B, \pi)$，如何有效地计算在给定模型 λ 条件下产生观测序列 O 的条件概率 $\Pr(O \mid \lambda)$。对这一问题的求解使我们能够选择出与给定观测序列最匹配的模型。一般我们采用向前一向后算法来解决这一问题，并且可以大大降低计算量。

（2）状态解码：给定某个观测序列 $O = \{O_1, O_2, ..., O_T\}$ 以及模型 $\lambda = (A, B, \pi)$，在某种意义下，我们怎样选择一个最佳的与观测序列对应的状态序列 $Q = \{q_1, q_2,$

$...,q_T\}$，使其能够最好地解释观测值？对于"最佳"的判据有很多种，一个可能的最佳判据是选择那些最可能发生的状态作为最佳状态序列，也就是使"正确的"状态数目的期望值最大。最广泛的判据一般是寻找单个最佳状态序列（路径），即指使得 $\Pr(Q,O|\lambda)$ 最大时的状态序列 Q，这一工作可用 Viterbi 算法完成。

（3）训练问题：如何调整模型参数 $\lambda=(A,B,\pi)$，使得 $P(O|\lambda)$ 最大？此问题是使模型参数最优化，即调整模型参数，以使模型能最好地描述一个给定的观测序列。用于调整模型参数，使之最优化的观测序列即为训练序列。对于大多数应用来说，训练问题是隐马尔可夫模型的一个关键问题。

6.6.3 隐马尔可夫模型的算法

隐马尔可夫模型在实际工作中的成功应用除了本身的理论特点之外，还因为各国的研究人员设计了有效的模型训练及识别算法。这些算法分别用来解决上一节所提到的 HMM 三个基本问题。

（1）向前－向后算法（Forward-Backward Algorithm）

这个算法是用来解决评估问题的，给定观测序列 $O=\{O_1, O_2,..., O_T\}$ 及模型 λ，求得观测序列概率 $\Pr(O|\lambda)$。首先定义向前算子：

$$\alpha_t(i) = P\ (Q_1,Q_2,...,Q_t,q_t=S_i|\lambda) \tag{6.1}$$

通过迭代的方法计算出 $\alpha_t(i)$ 如下所示：

初始化： $\quad\alpha_1(i)=\pi_i b_i(O_1) \qquad 1\leqslant i \leqslant N$

迭代： $\alpha_{t+1}(i)=\left[\sum_{i=1}^{N}\alpha_t(i)a_{ij}\right]b_j(Q_{t+1}) \quad 1\leqslant t\leqslant T-1,\ 1\leqslant j\leqslant N$

终止： $\qquad\qquad \Pr(O|\lambda)=\sum_{i=1}^{N}\alpha_T(i) \tag{6.2}$

定义向后算子为

$$\beta_t(i)=P(O_{t+1},Q_{t+2},...,Q_T|q_t=s_i,\lambda) \tag{6.3}$$

同理由迭代可以得到 $\beta_t(i)$

初始化： $\beta_T(i)=1 \qquad 1\leqslant i \leqslant N$

迭代： $\beta_t(i)=\sum_{j=1}^{N}a_{ij}b_j(O_{t+1})\beta_{t+1}(j)$

$$t=T-1,T-2,...,1;\ 1\leqslant i \leqslant N$$

（2）Viterbi 算法

这个算法是用来解决状态解码问题的，给定观测序列 $O=\{O_1, O_2,..., O_T\}$ 及模

型 λ，某种意义下，找到一个最佳的与观测序列对应的状态序 $Q = \{q_1, q_2, ..., q_T\}$，其能够最好地解释观测值。

定义 $\delta_t(i)$ 为时刻 t 时沿着一条路径 $q_1, q_2, ..., q_T$ 且 $q_t = s_i$ 产生出的观测值序列 $\{O_1, O_2, ..., O_T\}$ 的最大概率有：

$$\delta_t(i) = \max_{q_1 \cdots q_{t-1}} P[q_1, q_2, ..., q_t = i, O_1, O_2, ..., O_t \mid \lambda]$$

通过迭代我们有

$$\delta_{t+1}(j) = [\max_i \delta_t(i) a_{ij}] b_j(O_{t+1}) \tag{6.4}$$

为了能够正确地回溯状态序列，我们需要追踪那些能够最大化式（6.4）的参数，对每一个 t 和 j，将其表示为序列 $\varphi_t(j)$，那么求解最优序列的 Viterbi 算法描述如下。

求解过程：

1）初始化： $\delta_1(i) = \pi_i b_i(O_1)$ $1 \leq i \leq N$

$$\varphi_1(i) = 0$$

其中 $\delta_1(i)$ 是 $t=1$ 时刻处于状态 i 时产生观测符号 O_1 的概率。另一个变量 φ 用于存储每一时刻的最佳状态。

2）迭代：

$$\delta_t(j) = \max_{1 \leq i \leq N} [\delta_{t-1}(i) a_{ij}] b_j(O_t) \quad 2 \leq t \leq T，1 \leq j \leq N$$

$$\varphi_t(j) = \arg \max_{1 \leq i \leq N} [\delta_{t-1}(i) a_{ij}] \quad 2 \leq t \leq T，1 \leq j \leq N$$

3）终止：

$$p^* = \max_{1 \leq i \leq N} [\delta_T(i)]$$

$$q_T^* = \arg \max_{1 \leq i \leq N} [\delta_T(i)]$$

4）路径回溯：

$$q_T^* = \varphi_{t+1}(q_{t+1}^*) \quad t = T-1, T-2, ..., 1$$

（3）Baum-Welch 算法

模型的训练问题是 HMM 三个基本问题中最难解决的问题。Baum-Welch 算法是用来对模型参数进行重估的，找到使得 $\Pr(O \mid \lambda)$ 最大的模型参数 λ'，从而使得在给定模型下观测序列的条件概率 $P(O \mid \lambda)$ 最大。这里的重估算法是针对单一观测值序列的。为了能够更好地描述如何使用 Baum-Welch 算法如何进行 HMM 参数的重估过程，首先定义两个算子：

$$\gamma_t(i) = P(q_t = s_i \mid O, \lambda) \tag{6.5}$$

$$\xi_t(i,j) = P(q_t = s_i, q_{t+1} = s_j \mid O, \lambda) \qquad 1 \leqslant i,j \leqslant N \qquad (6.6)$$

由前面定义的向前—向后算子我们得到：

$$\gamma_t(i) = \frac{\alpha_t(i)\beta_t(i)}{P(O \mid \lambda)} = \frac{\alpha_t(i)\beta_t(i)}{\sum\limits_{i=1}^{N} \alpha_t(i)\beta_t(i)} \qquad (6.7)$$

$$
\begin{aligned}
\xi_t(i,j) &= \frac{\alpha_t(i)a_{ij}b_j(o_{t+1})\beta_{t+1}(j)}{P(O \mid \lambda)} \\
&= \frac{\alpha_t(i)a_{ij}b_j(o_{t+1})\beta_{t+1}(j)}{\sum\limits_{i=1}^{N}\sum\limits_{j=1}^{N} \alpha_t(i)a_{ij}b_j(o_{t+1})\beta_{t+1}(j)}
\end{aligned}
\qquad (6.8)
$$

其中分子即为 $P(q_t = s_i, q_{t+1} = s_j, O \mid \lambda)$，并且有 $\gamma_t(i) = \sum\limits_{j=1}^{N} \xi_t(i,j)$

进而有参数重估公式：

$$\bar{\pi}_i = \gamma_1(i) = \frac{\alpha_1(i)\beta_1(i)}{P(O \mid \lambda)} \qquad (6.9)$$

$$\bar{a}_{ij} = \frac{\sum\limits_{t=1}^{T-1}\xi_t(i,j)}{\sum\limits_{t=1}^{T-1}\gamma_t(i)} = \frac{\sum\limits_{t=1}^{T-1}\alpha_t(i)a_{ij}b_j(O_{t+1})\beta_{t+1}(j)}{\sum\limits_{t=1}^{T-1}\alpha_t(i)\beta_t(i)} \qquad (6.10)$$

$$\bar{b}_j(k) = \frac{\sum\limits_{t=1 s.t o_t = v_k}^{T}\gamma_t(j)}{\sum\limits_{t=1}^{T}\gamma_t(j)} = \frac{\sum\limits_{t=1 s.t o_t = v_k}^{T}\alpha_t(j)\beta_t(j)}{\sum\limits_{t=1}^{T}\alpha_t(j)\beta_t(j)} \qquad (6.11)$$

重估参数均满足随机约束条件，即：

$$\sum_{i=1}^{N} \bar{\pi}_i = 1 \qquad (6.12)$$

$$\sum_{j=1}^{N} \bar{a}_{ij} = 1 \qquad\qquad 1 \leqslant i \leqslant N \qquad (6.13)$$

$$\sum_{k=1}^{M} \bar{b}_j(k) = 1 \qquad\qquad 1 \leqslant j \leqslant N \qquad (6.14)$$

对于 Baum-Welch 算法，Baum 及其同事通过定义一个辅助方程证明了以下两个命题。

辅助函数为：

$$Q(\lambda,\overline{\lambda}) = \sum_{Q} P(O,Q\,|\,\lambda)\log P(O,Q\,|\,\overline{\lambda}) \qquad\qquad (6.15)$$

这里 $\overline{\lambda}$ 是 λ 的辅助变量。

命题一：$Q(\lambda,\overline{\lambda})$ 与 $P(O\,|\,\overline{\lambda})$ 的值同时增加，即：

$$Q(\lambda,\overline{\lambda}) \geqslant Q(\lambda,\lambda) \Rightarrow P(O\,|\,\overline{\lambda}) \geqslant P(O\,|\,\lambda)$$

命题二：当且仅当 λ 为 $Q(\lambda,\overline{\lambda})$ 的临界点时，λ 为 $P(O\,|\,\lambda)$ 的临界点，即：

$$\frac{\partial P(O\,|\,\lambda)}{\partial \lambda_i} = \frac{\partial Q(\lambda,\overline{\lambda})}{\partial \lambda_i}\,|_{\overline{\lambda}=\lambda} \qquad 1 \leqslant i \leqslant d$$

其中 d 为 λ 和 $\overline{\lambda}$ 的维数。

基于以上理论，若定义当前模型为 $\lambda = (A,B,\pi)$ 使用重估公式(6.9)～式(6.11)重估各个参数 A,B,π，得到重估模型 $\overline{\lambda} = (\overline{A},\overline{B},\overline{\pi})$，并用 $\overline{\lambda}$ 代替 λ（训练模型参数），那么我们就可以不断改善观测序列 O 的条件概率 $P(O\,|\,\lambda)$，直到达到某种限定条件。使用 Baum-Welch 算法进行模型训练的最终结果被称为隐马尔可夫模型的最大似然估计。

引理：设 u_i（$i=1,\cdots,S$）为正实数，v_i（$i=1,\cdots,S$）为非负实数，即 $\sum_{i} v_i \geqslant 0$，

那么，由对数函数的凹特性，有如下结论：

$$Ln\frac{\sum_{i} v_i}{\sum_{i} u_i} = Ln\left[\sum_{i}\left(\frac{u_i}{\sum_{k} u_k}\cdot\frac{v_i}{u_i}\right)\right]$$

$$\geqslant \sum_{i}\frac{u_i}{\sum_{k} u_k}Ln\frac{v_i}{u_i}$$

$$= \frac{1}{\sum_{k} u_k}\left[\sum_{i}(u_i Ln v_i - u_i Ln u_i)\right]$$

通过该引理可以给出命题一的证明。

6.7 基于 HMM 的虹膜图像识别系统

基于隐马尔可夫模型的虹膜图像鉴别系统框图，其识别过程主要由训练和识别两个阶段构成，如图 6.2 所示。

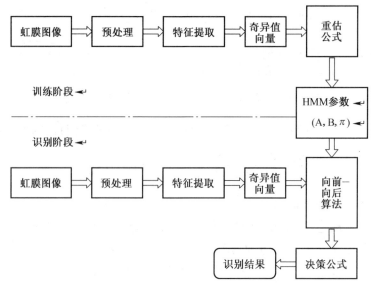

图 6.2　基于 HMM 的虹膜鉴别系统框图

6.7.1　HMM 模型评价

本文中我们为每类虹膜样本建立一个 HMM，$\lambda = (A, B, \pi)$；设共有 N 类虹膜样本，对于一个给定的观测序列 $O = \{O_1, O_2, ..., O_T\}$，即代表某个未知虹膜 ω_i，已知 $O_t = v_k \in \{v_1, v_2..., v_M\}$，那么我们用集合 $\{\{\lambda_1, \lambda_2, ..., \lambda_N\}$ 表示代表这 N 类虹膜样本的 HMMs。那么 HMM 的评估问题就是通过计算 $\Pr_i$（$\Pr_i(O|\lambda)$）（$1 \leq i \leq N$）来确定 ω_i 是否属于第 i 类模型，当且仅当 $\Pr_i > \Pr_j$（$1 \leq i, j \leq N$）；评估过程的框图如图 6.3 所示。

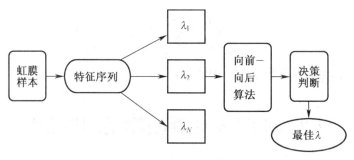

图 6.3　HMM 评估框图

本文使用向前－向后算法计算 $\Pr(O|\lambda)$。

6.7.2 HMM 模型训练

对隐马尔可夫模型进行训练的目的就是为了调整和优化模型参数 A、B、π，使得模型在给定的观测序列下的识别概率 $\Pr(O\,|\,\lambda)$ 达到最大。HMMs 的训练阶段主要是建立虹膜集合中每类虹膜的 HMM 参数。HMM 的模型训练问题可以分为以下几个步骤：

（1）设定一个初始模型 $\lambda = (A,B,\pi)$，确定模型初始参数值；

（2）利用某种重估算法获得 HMM 的一个新的参数 λ'，且满足 $Pr(O\,|\,\lambda') \geqslant Pr(O\,|\,\lambda)$；用 λ' 代替 λ，重复参数重估过程；

（3）当 $\Pr(O\,|\,\lambda')$ 达到预先规定的期望值时，重估过程结束。

HMM 参数训练过程的框图如图 6.4 所示。

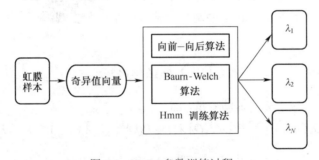

图 6.4 HMM 参数训练过程

6.7.3 基于多观测值序列的模型参数重估算法

在实际应用当中，对于每一类虹膜样本并非只存在一组单一的观测序列，而是由多个样本提供多个观测序列。针对这一现象，本文使用了"多观测值序列" HMM 模型参数重估算法，并给出了重估公式的推导过程。设某类虹膜的 HMM 为 $\lambda = (A,B,\pi)$，该类有 K 个训练样本，它们的观测符号集为 $\{O^{(1)}, O^{(2)}, \ldots, O^{(K)}\}$，其中 $O^{(k)}$ 表示第 k 个样本的观测序列，记为 $O^{(k)} = O_1^{(k)}, O_2^{(k)}, \ldots, O_{T_k}^{(k)}$，$(1 \leqslant k \leqslant K)$。对于这些观测序列，在不失一般性的情况下（即不考虑它们是否相互独立），我们可以得到下面的表达式：

$$\left.\begin{array}{l} P(O\,|\,\lambda) = P(O^{(1)}\,|\,\lambda)P(O^{(2)}\,|\,O^{(1)},\lambda)\cdots P(O^{(K)}\,|\,O^{(K-1)},\cdots,O^{(1)},\lambda) \\ P(O\,|\,\lambda) = P(O^{(2)}\,|\,\lambda)P(O^{(3)}\,|\,O^{(2)},\lambda)\cdots P(O^{(1)}\,|\,O^{(K)},\cdots,O^{(2)},\lambda) \\ \cdots\cdots \\ P(O\,|\,\lambda) = P(O^{(K)}\,|\,\lambda)P(O^{(1)}\,|\,O^{(K)},\lambda)\cdots P(O^{(K-1)}\,|\,O^{(K)},\cdots,O^{(1)},\lambda) \end{array}\right\} \quad (6.16)$$

那么由上式在给定模型 λ 下的多观测值序列的观测概率为：

$$P(O \mid \lambda) = \sum_{k=1}^{K} \omega_k P(O^{(k)} \mid \lambda) \tag{6.17}$$

其中 ω_k 为权，这些权是条件概率可以表征的观测序列间的相关或独立性。

$$\begin{cases} \omega_1 = \dfrac{1}{K} P(O^{(2)} \mid O^{(1)}, \lambda) \cdots P(O^{(K)} \mid O^{(K-1)} \cdots O^{(1)}, \lambda) \\[2mm] \omega_2 = \dfrac{1}{K} P(O^{(3)} \mid O^{(2)}, \lambda) \cdots P(O^{(1)} \mid O^{(K)} \cdots O^{(2)}, \lambda) \\[2mm] \cdots\cdots \\[2mm] \omega_K = \dfrac{1}{K} P(O^{(1)} \mid O^{(K)}, \lambda) \cdots P(O^{(K-1)} \mid O^{(K)} \cdots O^{(1)}, \lambda) \end{cases} \tag{6.18}$$

为了能够推导出模型在多观测值序列条件下的参数重估公式，我们根据单一观测值序列条件下的 Baum 辅助函数，构造一个用于多观测值序列情况下的辅助函数：

$$Q(\lambda, \overline{\lambda}) = \sum_{k=1}^{K} \omega_k Q_k(\lambda, \overline{\lambda}) \tag{6.19}$$

其中 $\overline{\lambda}$ 是对应于 λ 的辅助变量，而

$$Q_k(\lambda, \overline{\lambda}) = \sum_{Q} P(\mathrm{O}^{(k)}, Q \mid \lambda) \log P(\mathrm{O}^{(k)}, Q \mid \overline{\lambda}) \qquad 1 \leqslant k \leqslant K$$

就是在单一观测序列条件下的 Baum 辅助函数，其中 λ 是初始参数，Q 是长度为 T 的状态序列集合空间。因为 ω_k（$1 \leqslant k \leqslant K$）是与 $\overline{\lambda}$ 无关的函数，故对于多观测序列我们有相应的结论：① $P(O \mid \overline{\lambda})$ 与 $Q(\lambda, \overline{\lambda})$ 同时变大，即当 $Q(\lambda, \overline{\lambda}) \geqslant Q(\lambda, \lambda)$ 时有 $P(O \mid \overline{\lambda}) \geqslant P(O \mid \lambda)$；②当且仅当 λ 是 $Q(\lambda, \overline{\lambda})$ 的临界点时，λ 是 $P(O \mid \lambda)$ 的临界点，即 $\dfrac{\partial P(O \mid \lambda)}{\partial \lambda_i} = \dfrac{\partial Q(\lambda, \overline{\lambda})}{\partial \overline{\lambda}_i}\bigg|_{\overline{\lambda} = \lambda}$，在这种情况下，当 $Q(\lambda, \overline{\lambda})$ 取到最大值时，概率 $P(O \mid \lambda)$ 的值将随之增加。并且我们不必考虑各个观测序列的相关性或独立性，也不必考虑组合权的值是否固定。我们只需考虑在约束条件下使得 $Q(\lambda, \overline{\lambda})$ 最大的情况即可。本文使用 Lagrange 乘数法求得使 $P(O \mid \overline{\lambda})$ 最大的 $\overline{\lambda}$，来实现在多观测值序列条件下 HMM 参数重估的算法。目标函数为：

$$F(\overline{\lambda}) = Q(\lambda, \overline{\lambda}) + \sum_{i=1}^{N} C_{ai} \left[\sum_{j=1}^{N} \overline{a}_{ij} - 1 \right] + \sum_{j=1}^{N} C_{bj} \left[\sum_{k=1}^{M} \overline{b}_j(k) - 1 \right] + C_{\pi} \left[\sum_{i=1}^{N} \overline{\pi}_i - 1 \right]$$

$$\tag{6.20}$$

其中 C_{ai}, C_{bj}, C_{π} 是 Lagrange 乘数。对于给定的状态序列 $q \in Q$ 有

$$P(O, q \mid \lambda) = \pi_{q_1} \prod_{t=1}^{T} a_{q_t q_{t+1}} b_{q_t}(O_t)$$，其中 q_t 表示系统在 t 时刻所处状态。那么辅助方

程就可以变换成下面的形式：

$$Q(\lambda, \overline{\lambda}) = \sum_{k=1}^{K} \omega_k Q_k(\lambda, \overline{\lambda})$$

$$= \sum_{k=}^{K} \omega_k * \sum_{q \in Q} (\log \overline{\pi}_{q_1}) P(O^{(k)}, q \mid \lambda) + \sum_{q \in Q} \left(\sum_{t=2}^{T_k} \log \overline{a}_{q_{t-1} q_t} \right) P(O^{(k)}, q \mid \lambda)$$

$$+ \sum_{q \in Q} (\sum_{t=2}^{T_k} \log \overline{b}_{q_t}(O_t^{(k)})) P(O^{(k)}, q \mid \lambda) \tag{6.21}$$

这样结合两式，我们对每个参数进行微分：

（1）$$\sum_{k=1}^{K} \omega_k \sum_{q \in Q} (\log \overline{\pi}_{q_1}) P(O^{(k)}, q \mid \lambda) = \sum_{k=1}^{K} \omega_k \sum_{i=1}^{N} (\log \overline{\pi}_i) P(O^{(k)}, q_1 = i \mid \lambda)$$

约束条件：$$\sum_{i=1}^{N} \overline{\pi}_i = 1$$

$$\frac{\partial}{\partial \overline{\pi}_i} \left[\sum_{k=1}^{K} \omega_k \left(\sum_{i=1}^{N} (\log \overline{\pi}_i) P(O^{(k)}, q_1 = i \mid \lambda) \right) + C_\pi \left(\sum_{i=1}^{N} \overline{\pi}_i - 1 \right) \right] = 0$$

解得

$$\overline{\pi}_i = \frac{\sum_{k=1}^{K} \omega_k P(O^{(k)}, q_1 = i \mid \lambda)}{\sum_{k=1}^{K} \omega_k \sum_{i=1}^{N} P(O^{(k)}, q_1 = i \mid \lambda)} = \frac{\sum_{k=1}^{K} \omega_k P(O^{(k)} \mid \lambda) \gamma_1^{(k)}(i)}{\sum_{k=1}^{K} \omega_k P(O^{(k)} \mid \lambda)} \tag{6.23}$$

（2）$$\sum_{k=1}^{K} \omega_k \sum_{q \in Q} \left(\sum_{t=2}^{T_k} \log \overline{a}_{q_{t-1} q_t} \right) P(O^{(k)}, q \mid \lambda)$$

$$= \sum_{k=1}^{K} \omega_k \sum_{i=1}^{N} \sum_{j=1}^{N} \sum_{t=2}^{T_k} (\log \overline{a}_{ij}) P(O^{(k)}, q_{t-1} = i, q_t = j \mid \lambda)$$

约束条件：$$\sum_{j=1}^{N} \overline{a}_{ij} = 1$$，$1 \leqslant i \leqslant N$

解得：

$$\overline{a}_{ij} = \frac{\sum\limits_{k=1}^{K} \omega_k P(O^{(k)} \mid \lambda) \sum\limits_{t=1}^{T_k-1} \xi_t^{(k)}(i,j)}{\sum\limits_{k=1}^{K} \omega_k P(O^{(k)} \mid \lambda) \sum\limits_{t=1}^{T_k} \gamma_t^{(k)}(i)} \quad 1 \leqslant i, j \leqslant N \qquad (6.24)$$

（3）$\sum\limits_{k=1}^{K} \omega_k \sum\limits_{q \in Q} (\sum\limits_{t=1}^{T_k} \log \overline{b}_{q_t}(o_t^{(k)})) P(O^{(k)}, q \mid \lambda)$

$$= \sum\limits_{k=1}^{K} \omega_k \sum\limits_{i=1}^{N} \sum\limits_{t=1}^{T_k} (\log \overline{b}_i(o_t^{(k)})) P(O^{(k)}, q_t = i \mid \lambda)$$

约束条件：$\sum\limits_{k=1}^{M} \overline{b}_j(k) = 1$，$1 \leqslant j \leqslant N$

$$\frac{\partial}{\partial \overline{b}_j(k)}[\sum\limits_{k=1}^{K} \omega_k \left(\sum\limits_{i=1}^{N} \sum\limits_{t=1}^{T_k} (\log \overline{b}_j(o_t^{(k)})) P(O^{(k)}, q_t = i \mid \lambda) \right) + \sum\limits_{j=1}^{N} C_{bj}(\sum\limits_{k=1}^{M} \overline{b}_j(k) - 1)] = 0$$

解得：

$$\overline{b}_j(k) = \frac{\sum\limits_{k=1}^{K} \omega_k P(O^{(k)} \mid \lambda) \sum\limits_{\substack{t=1 \\ s.to_t^{(k)} = v_k}}^{T_k} \gamma_t^{(k)}(j)}{\sum\limits_{k=1}^{K} \omega_k P(O^{(k)} \mid \lambda) \sum\limits_{t=1}^{T_k} \gamma_t^{(k)}(j)} \quad 1 \leqslant j \leqslant N, 1 \leqslant k \leqslant M \qquad (6.25)$$

进而我们就得到了在多观测值序列情况下的模型参数重估公式（6.23）～式（6.25），这些用于模型训练的公式由 Lagrange 乘数法求得，从而保证了整个过程的收敛性，并且这些用于模型训练的公式对于全遍历及左-右 HMM 模型均适用。本文中，每一类虹膜样本的训练样本都是按照这几个重估公式进行计算得到各自的 HMM 模型。本文没有按照传统的字符识别中求均值，从而使用单一观测序列进行模型参数的重估。另外根据 HMM 的定义一个 $\lambda = (A, B, \pi)$ 含有很多待估的参数，因此为得到一个满意的模型，就需要大量的训练数据，而在实际应用中往往很难做到，而使用具有多观测值序列的参数重估公式对模型进行训练，就可以在某种程度上解决训练数据不足的情况。

6.8 模型参数的选择及初始化

6.8.1 隐马尔可夫模型的类型

根据输出概率 $b_j(O_t)$ 的不同，HMM 模型一般可以分 DHMM（离散型）、CHMM（连续型）和 SCHMM（半连续型）三种。对于不同的观测矢量，可以选择不同的模型，离散型和连续型 HMM 对观测矢量的统计特性的估计方法是不同的：对离散型而言，观测矢量的概率分布可根据训练样本由无偏估计方法来获得；而对于连续型，一般需先验地确定观测矢量的分布模型，然后再估计分布模型的参数，以确定最终的模型参数，本文选用离散的 HMM 模型（DHMM）。

6.8.2 隐马尔可夫的拓扑结构

如何确定隐马尔可夫模型的拓扑结构及其他参数均可以看作一个模型选择问题（Model Selection Problem）？一般来说，HMM 的拓扑结构分为两类，一类叫做全遍历模型，另一类叫做左－右模型（也称作 Bakis 模型）。所谓全遍历模型，就是指模型中的任何一个状态都可以由其他任何状态转移而来，包括从自身到自身的转移，如图 6.5 所示为状态数为 4 的全遍历模型，每个节点代表一个状态，节点间的有向弧表示状态间的转移概率 a_{ij}，右侧所示矩阵 A 为状态数 $N = 4$ 的全遍历 HMM 模型的状态转移概率。左－右模型是只允许模型中的状态从左至右转移，根据约束条件的不同，模型的种类也有很多。图 6.6 为状态数为 4 时的左－右模型，这里对模型的约束条件为 $a_{ij} = 0$（$j < i$）且 $a_{ij} = 0$（$j > i+2$），即只允许有一个状态的从左至右的跳跃，相应的状态转移概率矩阵表示为 A。

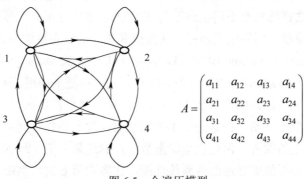

$$A = \begin{pmatrix} a_{11} & a_{12} & a_{13} & a_{14} \\ a_{21} & a_{22} & a_{23} & a_{24} \\ a_{31} & a_{32} & a_{33} & a_{34} \\ a_{41} & a_{42} & a_{43} & a_{44} \end{pmatrix}$$

图 6.5 全遍历模型

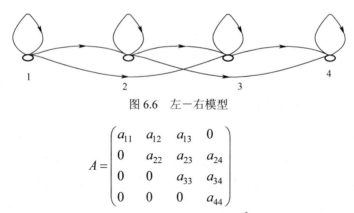

图 6.6 左－右模型

$$A = \begin{pmatrix} a_{11} & a_{12} & a_{13} & 0 \\ 0 & a_{22} & a_{23} & a_{24} \\ 0 & 0 & a_{33} & a_{34} \\ 0 & 0 & 0 & a_{44} \end{pmatrix}$$

研究人员 Bengio and Fransconi 于 1995 年已经证明在 Dobrushin 系数下具有相同状态数的全遍历模型和左－右模型相比，全遍历模型收敛速度是最快的，而那些相比之下较为简单的模型收敛速度较慢，模型结构收敛过快会影响实际应用的效果。结合后面的实验结果，本文采用了左－右拓扑结构的 HMM。在 t 时刻，模型处于某一个状态，在 $t+1$ 时刻根据状态转移概率，模型或者保持原状态或者转至一个新的状态，重复至在 t 时刻到达终止状态。在这一过程中，根据观测概率，模型在每一个状态都可以产生相应的观测符号。

6.8.3 隐马尔可夫模型参数的确定

HMM 提供了描述复杂现象的一种可能机制，按照这种模型，观测到的特征序列被看成是另一组不可观测的（隐的）"状态"产生出的一列实现。状态是不可观测的，它的个数是未知的，但可以假定。选择状态个数的多少必须在模型的复杂性和描述复杂现象的准确度之间进行折衷。

目前有一些算法可用来寻找 HMM 的最佳状态数，如著名的 cross-validation principle（EI-Yacombi et al.2000;Stone 1974）。此算法最普遍的实现方法是：使用 Baum-Welch 算法训练具有不同状态数的 HMMs，然后使用一个验证集来测试每个 HMM，哪个模型得到的结果最好，就保留其相应的状态数作为最优值。另外，Bayesian Information Criterion（BIC）（Deligne et al.2002;Schwarz，1978）和 Akaike's Criterion（AIC）（Akaike，1974）这个标准也得到了广泛的应用。本文使用 cross-validation principle 方法，状态数从 4～9 变化，试验结果在后面。

若不计统计量的波动，当状态数不断增加时，我们可以看到系统的性能有一个十分缓慢但稳定的改善。但是模型状态数一旦到达某个值（即 $N=6$）之后，状态数的不断增加并不能更好地改善系统性能，状态数为 6 时，系统的识别率最好比较合理。另一方面我们看到如果 N 太小，模型的性能就会退化。反之，如果我们增加模型状态数也将延长模型的训练时间，而且状态数越多，模型中所需的观测序列的长度也要增加，就会增加很大的计算量。应该指出的是，将 HMM 应用于虹膜图像样本的描述和识别，在概念上我们不必把隐状态简单地理解为虹膜的某一具体对象，如一定范围的角度内的灰度分布等。我们甚至可以直接理解为数学上抽象的几个状态，它们可以产生出各种表象或描述表象的数值特征。这种理解可使我们在数值处理上更加自由。

在确定模型状态数 N 之后，我们同样应用类似于 Cross-Validation Principle 的方法，令观测序列的长度从 100～500 不断变化。结果表明，太短的观测序列只能粗略地描述虹膜样本的各个特征，而使得误识率变大。随着观测序列长度的不断增加，可以获得虹膜样本的更多细节特征，有利于 HMM 模型的训练和识别。我们通过分析得到，在观测序列长度 $T=400$ 时，识别结果比较不错。当 $T>400$ 时，随着观测序列长度的增加，系统的性能只是稍有改善。而其长度的增加意味着 HMM 模型训练将消耗更多的时间，系统的误识率也可能增加，所以本文据此确定了观测序列长度 T。

对于模型中每一个状态所对应的不同的观测符号数即 M，因为在使用隐马尔可夫模型描述虹膜的过程中，每一个虹膜由长为 T 的观测序列表示 $O=\{O_1,O_2,...,O_T\}$，而序列中每一个分量均是观测符号序列 $V=\{v_1,v_2,...,v_M\}$ 中的分量，即 $O_t=v_K$。也就是说，我们所使用的观测符号数 M 对于描述虹膜的精确性具有一定的影响，因此对虹膜的鉴别也是非常有用的。实际上，观测符号数 M 也就代表了矢量量化过程中所需的码本（CodeBook）大小。实验表明，M 分别取 4，8，16，32，64 时，当 $M=32$ 时所使用的观测符号集合可以更好地描述虹膜的特征，从而使得系统具有较好的识别效率。如果码本过于庞大，那么在矢量量化的过程中必然要增加模型训练时间，对系统的识别效率有一定的影响。

6.8.4　隐马尔可夫模型参数的初始化

在利用重估公式（6.23）～式（6.25）进行 HMM 模型训练之前，模型参数的初始化也是一个需要解决的比较关键的问题。我们用紧凑模式 $\lambda=(A,B,\pi)$ 来表示一个 HMM，而 A,B,π 这三个参数的初始值是不能通过观测序列得到的。一般来说，没有简明而直接的方法可以用来进行 A,B,π 的初始化。从 HMM 模型在模式识别领域中的应用经验上分析，对于模型参数一般使用随机赋值或一致赋值，经过模型的训练阶段可以得到较好的结果。

6.9　基于隐马尔可夫模型的识别决策方法

记 $\overline{Pr}$ 为同一模型产生的训练样本的识别概率 $P(O^{(k)}|\lambda)$ 均值，$\overline{Pr}$ 也被记录下来。将虹膜样本输入后，系统将进行识别，首先搜索虹膜索引，找到相应的 HMM 模型 λ，并计算识别概率 $Pr(O|\lambda)$（简记为 Pr）。本文使用阈值 d_0 来判断虹膜的真伪进行决策操作。若计算得到的 Pr 低于阈值，则虹膜被拒识，反之则识别虹膜。系统进行识别的效果与 d_0 的选择有关。本文对阈值 d_0 的设定依赖于样本虹膜的平均识别概率 $\overline{Pr}$，令

$$d_{0\,(signer:i)} = \mu\,\overline{Pr}_{(signeri)}$$

权值 μ 和 Pr 与 $\overline{Pr}$ 的偏差有关，设 δ 和 σ 分别为 Pr 与 $\overline{Pr}$ 的均偏差和标准差，真实虹膜 δ 和 σ 的值差距较小，几乎重合。而伪造虹膜的 δ 和 σ 的值相差很大。本文在虹膜识别系统中使用统一的 μ，当 μ=0.67 时，系统的识别率达到最高，识别效果最好。

6.10　实验结果

实验中选择 CASIA 虹膜库中 20 个不同人的虹膜样本，其中每人 4 幅虹膜图像。将每个人的虹膜当作一类，利用其任意 3 个虹膜图像建立相应的隐马尔可夫模型。状态数 N 从 4～9 变化，每个状态所对应的观测符号（即数码本（CodeBook）大小）从 16～64 变化。分别进行虹膜识别测试。结果见表 6.1，从实验结果分析，当 N=6，M=32 时，系统的识别性能最好。

表 6.1　实验结果对比（%）

观测符号数	状态数					
	4	5	6	7	8	9
16	94.25	92.98	93.74	93.89	94.34	93.45
32	96.21	96.53	96.91	96.24	95.65	95.21
64	94.53	95.56	96.22	94.74	95.4	94.78

从整体分析，实验结果还能令人满意。说明隐马尔可夫模型在虹膜识别的应用上有很好的应用前景。

第七章 复合生物特征识别技术

7.1 概述

生物特征识别技术，是指通过计算机识别人体所固有的生理特征（指纹、虹膜、人脸、DNA 等）或行为特征（步态、击键习惯等）来进行身份鉴定的技术。到现在为止，人们正在使用和正在研究的用于身份鉴定的生物测定主要包括：指纹（fingerprint）、掌纹（palmprint）、面部（facial feature）、虹膜（iris）、话音（voice）、脱氧核糖核酸（Deoxyribo Nucleic Acid，DNA）、耳型（ear）、静脉（vein）、签名（signature）等。这些身份识别系统也已在不同领域发挥着巨大的作用，但由于传感器存在噪声，各种生物特征又都存在自己的局限性，并且特征提取和匹配算法也存在许多缺陷，这就使得识别系统识别正确率很低。为了解决这一问题，基于各种生物特征数据融合的复合生物特征识别技术引起广泛关注。

复合生物认证是对多种生物特征指示器的信息融合，此类系统集成多个生物特征源提供的数据以做出更为准确和快捷的识别认定。数据融合技术是一种对来自各方面信息进行有效融合处理的新型理论和技术。数据融合也称为信息融合，是指对来自多个传感器的数据信息进行多级别、多方面、多层次的处理，从而得到更加详尽、更有意义的新信息。这种新信息是从任何单一的传感器所无法得到的。数据融合的最基本目标，就是通过数据的融合获得比任何单个输入数据更准确的信息。多生物特征融合多个生物特征提供的数据证据，以改进总体的决策准确性。一般来说，可以在下面三个层次中的任意一层进行：①数据层融合，数据层融合对原始信号未作大量的预先处理之前进行的综合分析，然而，对于计算机处理而言，由于大量的数据、复杂的特征以及数据间的强关联性等，使得直接利用原始数据的融合很复杂；②特征层融合，输入数据经过前端的各种预处理后，对于每种生物特征分别得到其各自的生物特征描述向量，然后经过特征融合的处理，将多个低维的生物特征描述向量融合为更高维多联合特征向量参数；③决策层融合，决策层融合是在数据融合中最高层上进行的融合，是在各个传感器单独决策后，按一定的判别准则做出全局的最优决策。

目前关于生物特征数据融合的研究主要集中在决策层数据融合的研究方面，

决策层数据融合特点简单可行，不同的单个生物特征可以分别进行单独的、不同的处理，然后进行匹配，得到一定的匹配分数，最后通过决策各种特征识别的过程，将多个匹配结果经过一定的数据融合算法进行综合分析，得到最终识别结果，而融合算法可以转化为模式识别的过程，然而仅进行决策阶段的研究是不够的，因为在决策处理过程中忽略了生物特征之间的关联关系所带来的一些作用和影响，另外，主要集中于数据融合算法的讨论忽略了对生物特征的更多方面的考虑，因此还需要研究数据层和特征层的融合。

从生物识别本身来看，不同的生物识别，所利用的生物特征、采用的具体的模型和方法可能不同，但是生物识别的基本过程是一致的。生物识别的过程就是对所处理的生物特征进行图像处理与模式识别的过程。多生物特征识别技术利用了多个生物特征的数据，结合了数据融合的技术，可以使我们进一步提高识别准确率和扩大应用范围。因此具有非常有价值的现实意义。

7.2　复合生物特征识别技术的研究概况

7.2.1　国外复合生物特征识别技术研究状况

生物特征识别技术是 21 世纪十大高新科技之一，保护信息安全逐渐成为 IT 行业的重要课题。特别是面对"9·11"等各种恐怖事件之后，各国政府纷纷采用生物特征识别手段进行各种安全防卫。

目前国外已有实验研究验证了利用人脸与指纹结合，以及人脸、指纹和语音结合等生物特征融合进行身份识别能显著提高身份识别的准确性和有效性，各种生物特征识别在相同误识率的情况下，多生物特征识别系统的拒识率达到最低。也有很多生物特征识别系统利用人脸和虹膜，以及人脸、指纹和虹膜等进行多生物特征信息融合而达到提高识别系统性能的目的。

Dieckmann 等人提出了基于决策级的数据融合方法，根据人类身份识别的基本原理，利用唇部运动、人脸及判断单个分类器做出的决策与其他两个分类器是否一致，Brunelli 和 Falavigna 利用说话人的话音识别和人脸识别提出了两种不同数据融合方法。第一种是基于量测级的，首先对三种不同的人脸分类器和两种不同声音分类器的结果进行归一化处理，然后再用几何平均的办法进行最后的融合；第二种是基于复合量测级的，利用 HyperBF 网络融合五种分类器，Kittler 等人证明了应用 Bayesian 网络进行多个同一生物特征融合的准确性和有效性。Duc 等人利用监督学习并结合 Bayes 理论的方法融合人脸和声音进行身份验证，对 M2VST

的 37 个人每人 4 个样本进行实验，其中每人的 3 个样本作为训练样本集，达到 99.5%的识别率。还有其他复合生物特征识别方法以及结合生物特征和非生物特征进行识别的方法，都取得了较好的效果。

7.2.2 国内复合生物特征识别技术研究状况

与此同时，国内的许多生物特征认证研究人员也在致力于多生物特征识别的研究，David Zhang 和荆晓远提出基于线性分类和 DCT 的人脸和掌纹融合识别系统。此融合系统融合了在识别领域和图像处理领域广泛应用的两种方法：线性分类和 DCT，将其用于人脸和掌纹的识别系统，并且获得了较好的性能，该方法明显的提高了系统的识别率，且大大降低了特征空间的维数；中科院自动化研究所的谭铁牛等人提出了基于改进的 ENN 算法的多生物特征融合身份鉴别研究，文中分析阐述了各种生物特征的自身特点，然后根据指纹和声纹比较容易提取的特点，从传统的 K-NN 算法入手，做出一定的改进，提出了基于 ENN 改进算法的多生物特征识别系统，经过试验，取得了比较好的性能。

7.3 复合生物特征识别技术的算法介绍

7.3.1 复合生物特征识别技术

多生物特征识别技术是将多种生物特征的信息进行融合，从而完成识别的技术。

多生物特征识别系统主要有以下两种融合方式：

（1）将多个同一生物特征进行融合。

（2）将多种不同生物特征进行融合。

多生物特征识别技术其实就是多生物特征信息的融合，多传感器数据融合技术的不断高速发展为多生物特征识别技术提供了理论基础。数据融合技术是一种对来自多种特征源的信息进行有效融合处理的新型理论和技术。数据融合也被称为信息融合，是指对来自多个传感器的信息数据进行多级别、多层次、多方面的处理，从而得到更加完备、更有意义、更有效的新信息。这种新信息是从任何单一传感器所不能得到的。一般数据融合的基本目标就是通过数据组合获得比任何单个输入数据更准确、更有效的信息。多生物特征融合多个生物特征提供的特征数据信息，以提高总体的决策准确性。一般来说，可以在下面三个层次中的任意一层进行数据融合：

1）数据层融合。数据层融合是对输入的原始信号未作大量的预处理之前进行的综合分析，然而，对于计算机处理而言，由于大量的数据、复杂的特征以及数据间的强关联性等，使得直接利用原始数据的融合特别难；数据层上的融合是最低层次的数据融合，比如在成像传感器中，通过对初步包含若干像素的模糊数据图像进行图像预处理和模式匹配识别从而确认目标属性的整个过程，就属于像素级上的融合，即数据层上的融合。用于数据层融合的融合算法很多，常见的有估计理论和经典的推测。数据层上的融合的主要优点是能提供其他融合层次所不能提供的细微信息，保持尽可能多的有用现场数据。但是数据层融合的局限性也是很明显的：

①数据层上的融合要处理的传感器数据量比较大，所以处理代价上就比较高，实时性比较差，处理时间就特别长；

②因为数据层融合是在信息融合的最低层进行的融合，传感器对原始信息的不完全性、不确定性和不稳定性在融合时有一定的要求，要求有较高的处理能力；

③数据层融合要求各个传感器信息之间要具有可以精确到一个像素的校准精度，所以对各传感器信息来源有所要求，所有信息必须来自同质传感器；

④因为数据层融合的数据通信量特别大，所以抗干扰能力就比较差。

2）特征层融合。对输入的原始数据经过前端预处理后，对于每种生物特征分别得到它的特征描述向量，然后经过各种特征融合的处理，将多个低维的特征描述向量融合成更高维多联合特征向量参数；特征层上的融合属于中间层次的融合，它要先对来自传感器的各种原始信息进行特征提取（特征可以包括目标的边缘、速度、方向等），然后对提取的特征信息进行综合的分析和处理。这时所提取的特征信息应该是像素信息的充分统计量或充分表示量，接下来按照特征信息对多传感器数据信息进行相应的分类，继而汇集和综合分析。特征层的目标状态数据融合主要用在多传感器的目标跟踪领域上。特征层融合系统为完成数据校准，首先对得到传感器数据信息进行预处理，然后主要实现状态向量估计和参数相关。特征层的目标特征融合就是特征层上的联合识别，但是所用具体的融合方法仍是模式识别中的相应技术，只是在数据信息融合前必须先对特征信息进行相关的预处理，把处理后的特征信息分类成比较有意义的组合。目前用于特征层的数据融合算法有聚类算法、模板法和神经网络等。特征层上的数据融合的优点与所提取的特征直接和决策分析有关，因而特征层融合后的结果能充分地给出决策分析所需要的全部特征信息，并且实现了有用信息的有效压缩，有利于实时处理。这种层次上的融合方法对通信带宽的要求比较低，但由于特征数据容易丢失，这样使融合后的准确性有所下降。

3）决策层融合。决策层融合是在融合的最高层上进行的数据融合，在各个传感器分别单独进行决策后，对决策结果按一定准则做出全局的最优决策。决策层融合是在融合之前，每个局部传感器相应的处理部件已独立完成了决策或分类任务，决策层融合的工作实质是按每个传感器的可信度以及一定的规则进行相应协调，做出最后的全局最优决策。决策层融合实际上是一个联合决策结果，从理论上来说，这个联合决策会比任何单传感器进行的决策更精确、更明确。决策层融合是一种高层次上的融合，融合后的结果为指挥控制最后的决策提供了有力依据，所以决策层融合必须充分利用特征层融合所提取的数据对象的各种有效特征信息，从具体决策问题的需求出发，采用适当的融合技术来实现融合。决策层融合是直接针对具体决策目标的，是三级融合的最终结果，融合结果最终会直接影响决策的水平。决策层融合常用的融合算法有模糊集理论、贝叶斯推理、证据理论等。

在决策层上进行融合的主要优点有：

①具有较高灵活性；

②融合系统对数据信息传输带宽要求比较低；

③能有效地反映目标对象各方面和环境的不同类型信息；

④当一个或几个传感器数据出现不同错误时，通过一定的数据融合，融合系统依然能获得正确的结果，所以具有容错的能力；

⑤因为传感器的通信量小，所以融合结果的抗干扰能力强；

⑥不同于特征层上的融合，决策层融合对传感器的依赖性比较小，传感器的类型可以是同质的，也可以是不同质的；

⑦决策层上进行的融合中心处理的代价比较低。

7.3.2　数据融合算法

1. 基于权系数的融合方法

这种融合方法又被称为加权平均法，这种方法是最简单、最直观地实时处理信息的融合方法。融合的基本过程如下：设用 m 个传感器对某个物理量进行实时测量，第 j 个传感器输出的数据为 x_j，其中 $j =1,2,\cdots,m$。然后对每个传感器的输出测量值进行加权平均，加权系数为 w_j，得到的加权平均融合结果为 M，加权平均法将来自不同传感器的各种冗余信息分别进行加权平均，加权平均结果作为融合值。应用这种融合方法必须先对融合系统和传感器进行详细分析，以获得正确的权值。

2. 基于参数估计的信息融合方法

这种融合方法有很多，包括 Bayes 估计、多 Bayes 估计和极大似然估计等。Bayes 估计属静态环境信息融合方法，信息被描述为概率分布，适用于具有可加高斯噪声的不确定信息处理。多 Bayes 估计把每个传感器作为 Bayes 估计，将各物体的关联概率分布结合成联合的后验概率分布函数，通过确保联合分布函数的似然函数为最大，提供最终融合值。极大似然估计是静态环境中的常用方法，能将信息融合取为使似然函数得到极值估计值。

3. 基于 Fisher 判别的融合方法

这种融合方法是对 Fisher 线性鉴别函数的运用，Fisher 线性鉴别考虑把 n 维空间的样本投影到一条直线上，即形成一维空间的样本，那么如果样本在 n 维空间可以形成若干紧凑的但互相分得开的集群，把它投影到一条直线上的话，就可能使好几类样本混在一起而无法识别，但是在一般情况下，总可以找到某个方向，使样本投影到这条直线后分开，这样的结果是最好的，寻找这条投影线正是 Fisher 鉴别要解决的问题。

4. 基于多数投票法的融合方法

多数投票法是决策级数据融合的一种简单有效的方法。它利用单个分类器对给定的测试样本的输出类别，将该测试样本划分到多数分类器具有相同决策的一类，这种融合方法样本不需要做任何训练。

5. 基于 D-S 证据理论的融合方法

这种融合方法是基于 Bayes 估计的扩展。能将前提严格的条件从可能成立中分离出来，使得可以显示任何关于先验概率的信息缺乏。信息融合时，将传感器采集的数据信息作为证据，在决策目标集上建立其基本的可信度。证据推理是在同一决策框架下进行的，用 Dempter 合并规则将不一样的信息合并成统一的信息表示。

6. 基于 Kalman 滤波的融合方法

Kalman 滤波用于动态环境中各种冗余信息的实时融合。这种方法对于线性模型系统，特别是对于具有高斯分布的白噪声，可以获得最优融合信息统计。对于非线性模型，可以利用扩展 Kalman 滤波进行信息融合。系统模型有变化或系统状态有渐/突变时，可以采用基于强跟踪的 Kalman 滤波进行信息融合。

7. 基于模糊神经网络的融合方法

多传感器提供的环境信息具有不确定性，因此这种信息融合实质上是一种不确定性推理过程。若指定在 0～1 间的实数表示传感器提供的目标观测信息的真实度，则构成一定的模糊集合。基于一定的模糊规则，对现存的模糊集合进行模糊推理，可以获得环境信息的融合结果。

8. 基于 K-NN 方法的融合方法

K-近邻（K-Nearest-Neighbor）方法是一个不需要特定训练集的简单融合方法，K-近邻方法确定此样本类别时是通过判断测试样本的周围 K 个参考样本的类别来判断的。在验证时，只要需要给出样本的参考点集，然后根据考虑测试样本的 K 个近邻大部分属于哪一类，就可以判断这个样本是否属于同一类。

K-NN 方法实际上是通过比较所有参考样本点与测试样本点的欧氏距离来进行最后决策的。这个算法特别容易实现，但这种算法最大的缺点就是存贮量和运算量大，需要存贮和计算每个参考样本点与每一个测试样本点之间的距离。

9. 基于传统 ENN 方法的融合方法

应用传统 ENN 方法问题的关键是相对于 Client 类，减少 Impostor 类的参考样本的个数。传统的 ENN（Nearest-Neighbor with class Exemplars）方法正是根据这方面的原因出发的，传统 ENN 的基本思想是利用聚类的思想，将所有的参考样本都点聚为两类，Client 为一类，Impostor 为一类，每个类的中心大致都反映了这个类的特性，同时可以把这两类的中心重新作为新的参考样本点，然后再采用 K-NN 方法的思想，比较这两个参考样点与测试样本的距离，距离哪一类的中心点近就属于哪一类。聚类后，根据 K-NN 算法中寻找 K 个近邻的思想转换为寻找两类的中心，在训练集（即参考样本集）中，样本的类别是预知的，所以找到 Client 类和 Impostor 类的中心是相对比较容易的，这个时候再比较测试样本点与这两点的距离，大大减少了当前的计算量。

10. 基于小波变换法的融合方法

小波变换法的基本思想是对多源信息特征首先进行小波分解，分别得到图像的原信号信息和低频轮廓信息在垂直方向、水平方向、对角方向的高频部分的细节信息，并且每一次小波分解都可以使得高频信号的分辨率降为原来高频信息的 1/2，然后为构成新的小波金字塔结构应用不同的融合规则，在不同特征域内进行融合，最后在进行小波逆变换后，得到融合后的图像信息。这种方法有多分辨率、多尺度的特点，具有方向性及频域和时域的局部性，不产生冗余的数据。

7.4　人脸与虹膜识别

本文的复合生物特征识别系统以人脸和虹膜两种生物特征相融合为例来进行介绍，这两种特征识别在生物特征识别中比较常见，发展也比较完善，具有识别高效性。

7.4.1 人脸识别

人脸识别已经有着很长的研究历史了。从 20 世纪 90 年代以来，随着高性能、高速度计算机的出现，人脸特征识别进入了前所未有的真正的机器自动识别阶段，关于人脸识别方面的研究也取得了很大程度上的进展。图 7.1 是一幅人脸图像。进行人脸识别时主要有两方面的工作：在输入的人脸图像中定位人脸；从人脸图像中抽取出人脸特征进行匹配识别，基本过程如图 7.2 所示。

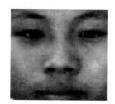

图 7.1 人脸图像

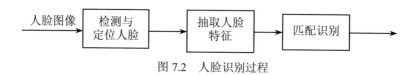

图 7.2 人脸识别过程

人脸识别方法主要有：多模板相关方法、模板匹配法、基于侧面人脸几何特征的方法、正面人脸特征方法、正面人脸特征和侧面人脸特征的混合法、主元分析法、等密度线图法、基于神经网络的模板匹配法等。

检测与定位人脸目的是检测人脸图像中是否存在着人脸，然后将存在人脸的图像区域从人脸背景图像中分割出来，并确定人脸在人脸图像中的具体位置。其次是进行人脸图像的特征提取，即利用有关算法来降低人脸图像的空间维数，寻找出最有效的特征描述信息和分类特征，构成较低维的描述向量来表征人脸图像。

7.4.2 人脸检测与定位

本文人脸检测与定位采用基于模板匹配的人脸检测方法，即计算一个预先确定的人脸模板与候选人脸图像位置上的局部图像之间的相关程度（差分测度），若它超过某个预定的界限，就认为找到了人脸，这个人脸检测的过程通常称为模板匹配。这里"确定的"人脸模板一般是建立在对一定数量的人脸样本的灰度分布进行统计的基础上的。当人脸模式的类别过多，很难用由单个相关模板建力模板时，有些人脸检测方法就采用若干个相关模板来检测在外观上近似于刚性的局部的人脸特征（如人眼、嘴等）。但是相关模板对光照和人脸的大小很敏感，所以对于变化多端的人脸模式不大适用；另一方面，相关模板的计算量比较大，而且直接在边缘图像上进行匹配时也比较难。因此，现在较多的模板匹配方法都采用由低分辨率到高分辨率或由粗到细的人脸检测过程。

人脸检测与定位采用多模板匹配的算法，该检测算法属于基于模板匹配的方法。不同的是，本文直接采用了模板匹配算法，并依据我们在识辨人脸模式过程中人眼起关键作用这一现象，通过相应的人脸模板和人眼模板相结合的多模板进行检测，它们都是由单一的平均人脸模板产生出来的。在进行人脸检测时，首先使用人眼模板对人脸图像进行粗略筛选，然后使用不同长宽比的人脸模板确定出大概人脸区域。运用的匹配算法中还采用了合适的灰度标准化处理方法，有效地降低了不同灰度变化对于模板匹配的影响。

1. 灰度标准化处理

生成人脸模板最主要的工作是人脸图像的灰度分布标准化和人脸尺度变换。在这里主要考虑了表征人脸图像灰度分布的两个主要参量：方差和灰度的平均值，将它们先设置到一个给定值，以消除光照等因素对人脸图像的影响。对于模板匹配方法来说，我们认为这种灰度分布标准化方法比经常用的直方图均衡化方法效果要好，这正是方差和均值这两个关键数字特征一致化的原因。

设人脸图像的灰度值矩阵为 S[w][h]，其中 w 和 h 分别作为人脸图像的宽度和高度，则可以计算出该图像的灰度平均值 $\bar{u}$，可表示为：

$$\bar{u} = \frac{1}{w \cdot h} \sum_{i=1}^{w} \sum_{j=1}^{h} S[i][j] \tag{7.1}$$

同时灰度分布的方差 $\overline{\sigma}^2$ 可表示为：

$$\overline{\sigma}^2 = \frac{1}{w \cdot h} \sum_{i=1}^{w} \sum_{j=1}^{h} (S[i][j] - \bar{u})^2 \tag{7.2}$$

灰度分布标准化就是将人脸图像的灰度方差和灰度平均值变换为 σ_0（实验取64）和标准值 u_0（实验取128），对人脸图像中的每个像素点的灰度值都进行有规则的变换，则可以得到灰度分布标准化后的人脸图像。这里的变换规则为：

$$\hat{S}[i][j] = \frac{\sigma_0}{\sigma}(S[i][j] - \bar{u}) + u_0 \tag{7.3}$$

2. 人脸模板的生成过程

本文采用的人脸模板是由一系列关联的不同长宽比的基础人脸模板和人眼模板组成，下面介绍关联人眼和人脸模板的生成过程。

（1）平均人脸模板

首先从人脸库中选出正面端正的人脸图像，裁切出人脸图像中的人脸区域作为人脸样本，经过尺度标准化（32×32）、灰度分布标准化后，将所有人脸样本进行灰度平均，得到大小为32×32的正面端正的原始平均人脸模板。

（2）人眼模板

考虑到人眼在人脸特征中的重要性，根据人脸对应的人脸库中的人眼图像，裁切得到大小为32×10的眼睛区域，对裁切出的人眼图像进行灰度分布标准化后作为人眼模板。

（3）"人眼－人脸"模板

将原始人脸模板分别按照 1:0.8、1:0.9、1:1、1:1.1、1:1.2 的长宽比进行拉伸，分别对各种人脸图像进行灰度分布标准化后作为人脸模板，用来适应不同形状的人脸。人眼模板与得到的整个人脸模板一起构成关联的"人眼－人脸"模板对。以此作为人脸检测的模板匹配的标准。

7.4.3 人脸特征提取

在处理之前，首先需要构成一个 Adaboost 分类器，然后使用直方图均衡化对人脸图像进行预处理，利用 Adaboost 算法进行人脸特征提取，先区分出非人脸区域和人脸区域后，然后对输入的人脸图像进行背景和噪音的去除、过滤，然后进行光照归一化和尺寸归一化，得到输入图像的人脸图像（64×64 像素）。

本文通过主元分析法提取人脸主要特征，主元分析（Principle Component Analysis，PCA）法是特征级数据融合常用且有效的方法之一。通过主元分析法，既消除了特征间的大量冗余信息，使特征空间的维数大大降低，同时又保留了所需的识别信息。1933 年，Hotelling 提出了一种新的数据融合方法——主成分分析方法。它是一种将多个实际测到的变量转换为少数几个不相关的综合指标的多元统计分析方法，其主要目标是将高维空间降低到低维子空间。由于实测的变量之间存在一定的相关关系，所以有可能通过较少数的综合指标分别综合分析各变量中的各种信息，而综合指标之间是彼此不相关的，即各指标代表的信息是不重叠的。这些综合指标就被称为主成分。

定义 1 设有 r 幅人脸图像，每幅图像提取了 n 维特征，那么这个原始特征集可以用下面这样一个数据矩阵来表示：

$$A = \begin{bmatrix} a_{11} & a_{12} & ... & a_{1r} \\ a_{21} & a_{22} & ... & a_{2r} \\ ... & ... & ... & ... \\ a_{n1} & a_{n2} & ... & a_{nr} \end{bmatrix} = \begin{bmatrix} a_1 & a_2 & ... & a_r \end{bmatrix} \tag{7.4}$$

由于不同特征之间在数量级上也存在着很大差异，在应用主成分分析法时，需要预先对这些特征数据进行标准化。本文采用的是将数据先标准差变换后极差转换的标准化方法，以消除量纲造成的影响；然后就可以进行主成分分析，即新的综合变量可以由原来的变量 $u_1, u_2, u_3, ..., u_r$ 线性表示：

$$y_1 = u_{11}a_1 + u_{12}a_2 + ... + u_{1r}a_r$$
$$y_2 = u_{21}a_1 + u_{22}a_2 + ... + u_{2r}a_r$$
$$...$$
$$y_r = u_{r1}a_1 + u_{r2}a_2 + ... + u_{rr}a_r$$

（7.5）

满足 $u_{i1}^2 + u_{i2}^2 + ... + u_{ir}^2 = 1$（$i = 1, 2, \cdots, r$）。其中系数 u_{ij} 由一定的原则来确定：

（1）y_i 与 y_j 相互之间无关。

（2）y_1 是 $x_1, x_2, x_3, ..., x_r$ 的所有线性组合中的方差最大的，y_2 是与 y_1 不相关的，$y_1, y_2, y_3, ..., y_r$ 是所有线性组合中的方差最大者。按照这种方法决定的综合变量 $y_1, y_2, y_3, ..., y_r$ 分别被称为原来变量的第 1 个，第 2 个，$\cdots$，第 r 个主成分。根据矩阵代数，将特征向量 $u_1, u_2, u_3, ..., u_r$ 所对应的各个非零特征根设为 $\lambda_1, \lambda_2, \cdots, \lambda_r$，则可以定义前 n 个主成分 $y_1, y_2, y_3, ..., y_n$ 的累积贡献率为

$$\sum_{j=1}^{n} \lambda_j \left(\sum_{i=1}^{r} \lambda_i \right)^{-1}$$

（7.6）

当 n 个主成分的累积贡献率超过 85% 时，就认为这 n 个主成分已经能够代表整个总体 A 的主要信息。为了保证较高的识别率，本文累积贡献率阈值取 99.8%。

7.5 人脸和虹膜特征融合系统

本文中融合系统采用的人脸和虹膜特征进行融合，系统框图如图 7.3 所示，提取到人体生物特征后，用相应的特征向量进行表示。

首先，对人脸图像进行初步预处理，然后进行特征提取，得到人脸图像初始特征矩阵。然后，将初始特征矩阵进行特征标准化。同时，对虹膜图像也进行图像预处理及特征提取，将得到的虹膜图像初始特征矩阵进行特征标准化处理。接着，对经过标准化后处理得到的虹膜特征矩阵与人脸特征矩阵进行组合，得到人脸与虹膜的组合特征矩阵。而后，利用适当融合算法对组合特征矩阵进行进一步特征提取，获得最佳分类融合特征矩阵，从而实现人脸特征与虹膜特征的特征融合处理。最后，运用本文提出的数据融合算法完成识别。

　　人脸和虹膜特征向量进入融合系统，经过特征提取，融合匹配，最后通过融合判决算法得到相应识别结果。

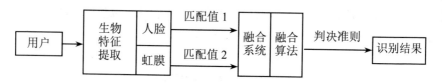

图 7.3　人脸和虹膜融合系统框图

　　对于图像库中的人脸检测、定位，人脸特征提取，虹膜检测、定位，虹膜特征提取方法，第三章已经分别详细介绍。融合中的算法实际上是一类特殊的分类器，其目的是通过结合不同的生物特征融合来提高身份鉴别系统的识别率。本文中融合系统的融合算法采用 Fisher 判别和多数投票法相结合的融合算法进行决策识别。根据 Fisher 判别对不同生物特征多个样本进行判别决策得到多个判别结果，当特征数据量很大时，归属于同一类的判别结果会有多个，此时再根据多数投票法对判别结果进行决策，得到进一步的判别结果。接下来对融合系统中用到的融合算法 Fisher 判别和多数投票法进行详细介绍。

　　由于人脸、虹膜图像矩阵既包括列信息，也包括行信息，如果仅将其展成列或者行向量，则只考虑了列或者行之间的变化，而忽视了列与行之间的相互关系。本文将行变化与列变化之间的相关性作为一个整体，仅仅提取有益于识别的结构信息，对原始人脸、虹膜图像分别实施图像对角变换。本文将位于像素 c_{ii} 上方的像素矩阵我们称为上三角矩阵，如图 7.4（c）所示；位于像素 a，组成的对角线下方的像素矩阵我们称为下三角矩阵，如图 7.4（a）所示。我们设人脸、虹膜图像矩阵大小为 $m \times n$，图像对角变换如下定义：当 $m > n$ 时，将图像上的三角矩阵元素循环下移，如图 7.4（d）所示；当 $m < n$ 时，将图像上的下三角矩阵元素循环左移，如图 7.4（b）所示。虹膜与人脸图像对角变换的目的是要沿着虹膜、人脸图像对角方向进行扫描，分别提取虹膜、人脸的结构信息与行、列信息，然后对特征矩阵进行 DCT 变换。

$$\begin{bmatrix} c_{11} & c_{12} & c_{13} & c_{14} \\ c_{21} & c_{22} & c_{23} & c_{24} \\ c_{31} & c_{32} & c_{33} & c_{34} \end{bmatrix} \qquad \begin{bmatrix} c_{11} & c_{12} & c_{13} & c_{14} \\ c_{22} & c_{23} & c_{24} & c_{21} \\ c_{33} & c_{34} & c_{32} & c_{31} \end{bmatrix}$$

（a）原始图像矩阵　　　　　　　（b）下三角变换后的对角图像矩阵

图 7.4　图像变换原理

$$\begin{bmatrix} c_{11} & c_{12} & c_{13} \\ c_{21} & c_{22} & c_{23} \\ c_{31} & c_{32} & c_{33} \\ c_{41} & c_{42} & c_{43} \end{bmatrix} \qquad\qquad \begin{bmatrix} c_{11} & c_{22} & c_{33} \\ c_{21} & c_{32} & c_{43} \\ c_{31} & c_{42} & c_{13} \\ c_{41} & c_{12} & c_{23} \end{bmatrix}$$

（c）原始图像矩阵 　　　　　　　（d）上三角变换后的对角图像矩阵

图 7.4　图像变换原理（续图）

二维离散余弦变换（two-Dimensional Discrete Transform，2DDCT）被定义为离散余弦变换的特点是：数值较大的 $c(u,v)$ 主要分布在 u、v 较小的左上角区域，这也是有用信息的集中区域；而频域变化因子 u、v 较大时，DCT 系数 $c(u,v)$ 会很小。当用 DCT 对人脸、虹膜图像进行特征压缩时，舍去大部分高频分量，而保留了少数离散余弦变换的低频分量，该方法保留了一定的不敏感信息，同时又可以有效地进行降低特征维数。通过 DCT 变换，有用信息几乎不存在于矩阵的右下部分系数中，而图像的能量主要集中在输出矩阵左上角部分 DCT 系数上。所以适当地选取 DCT 系数，既能最大限度地降低处理数据的维数，又能保证不会丢失原始图像对分类有用的信息，有助于后面的识别效果。

人脸图像与虹膜图像通过 2DDCT 变换后，会分别得到人脸与虹膜初始特征矩阵，这两种特征矩阵分别用 F 和 I 表示。由于这两种生物特征所选择的量纲以及采用的特征提取方法不同，因此会出现人脸特征矩阵 F 和虹膜特征矩阵 I 特别是在数量关系上的较大的差别。如果直接进行两种特征的组合，会产生数据上比例失调的现象。为消除这种非均衡性造成的影响，我们需要对人脸与虹膜初始特征矩阵分别进行标准化处理。

假设训练样本总数为 S，训练样本的初始特征矩阵表示为 S_i，$i=1,2,3,\ldots,S$。则初始化特征矩阵的标准化处理的过程可描述为：

$$u = \frac{1}{S}\sum_{i=1}^{s} S_i \qquad\qquad (7.7)$$

$$\sigma = \frac{1}{S}\sum_{i=1}^{s} |S_i - u| \qquad\qquad (7.8)$$

$$D_i = \frac{S_i - u}{\sigma} \qquad i=1,2,\ldots,s \qquad\qquad (7.9)$$

其中，u 我们表示为训练样本初始特征矩阵的均值矩阵。我们把训练样本初始特征矩阵的方差矩阵的均值表示为 σ，把 S_i 经标准化处理后的特征矩阵表示为 D_i。虹膜初始特征矩阵 I 与人脸初始特征矩阵 F 分别经过标准化处理后，得到了标准化处理后的矩阵 I' 和 F'。将这两个特征矩阵用前后组合方式组合成一个新的特征矩阵，即矩阵 $FI=[F',I']$。

提取完人脸、虹膜特征数据后，用 Fisher 判别和多数投票法相结合的方式进行最后的决策融合得到识别结果。接下来对 Fisher 判别和多数投票法进行详细介绍。

7.6　Fisher 判别和多数投票法融合

7.6.1　Fisher 判别

Fisher 线性鉴别分析（Fisher Linear Discriminant Analysis，FLDA）是模式分类问题中最常用的特征提取方法之一，但是我们在这里把它用作一种分类器，对目标结果进行判别决策。Fisher 线性鉴别通过考虑把 n 维空间的样本投影在一条直线上，即把 n 维空间向一维空间转化，那么即使样本在 n 维空间形成了很多紧凑的互相分得开的集群，如果把它投影在一条直线上，也可能使不同的几类样本混在一起而无法进行识别。在一般情况下，我们总可以找得到某个方向，使样本投影到这条直线后能够分得开，寻找这条分得开的投影线正是 Fisher 要解决的问题。

Fisher 判别实际上是通过适当的线性组合变换，用少数的几个综合指标 $y_r = l_r X$，其中 l_r 和 X 均为 p 维列向量来代替原观测变量 X 进行多目标的判别，$r=1,2,\cdots,i$（$i<p$）。

设 p 个目标 $\pi_1,\cdots,\pi_p$ 有正定的公共协方差矩阵 Σ，第 r 个目标 π_r 的均值向量可以表示为 $u^{(r)} = (u_1^{(r)},\cdots u_p^{(r)})'$。记为：

$$B = \sum_{r=1}^{p} (u^{(r)} - \bar{u})(u^{(r)} - \bar{u})', \quad \bar{u} = \frac{1}{p}\sum_{r=1}^{p} u^{(r)} \qquad (7.10)$$

由于考虑到线性组合 $y = lX$，对于相应目标 π_r 相对应的 y 的方差和均值分别为：

$$\sigma_y^2 = Var(y \mid X \in \pi_r) = l\sum l' \qquad (7.11)$$

$$u_{ry} = E(y \mid X \in \pi_r) = l\ u^{(r)} \qquad (7.12)$$

此时 Fisher 线性判别要求选取 l 使得比值达到最大：

$$\frac{\sum_{r=1}^{p}(u_{ry}-\overline{u_y})^2}{\sigma_y^2} = \frac{\sum_{r=1}^{p}(lu^{(r)}-l\overline{u})^2}{l\sum l'} = \frac{lBl'}{l\sum l'} \qquad (7.13)$$

我们约定 $l\sum l' =1$。

定理 1 我们设 $\lambda_1 \geqslant \lambda_2 \geqslant \cdots \geqslant \lambda_q > 0$ 为 $\Sigma^{-1}B$ 的 q 个非零的特征根，此时 $q \leqslant$ $\min\{p-1,n\}$，则 $l_1=e_1$ 使得式（7.13）达到最大，称 $y_1=e_1'X$ 为第一判别函数，其中 $e_1,\cdots,e_q$ 分别为相应的特征向量（满足 $e'\sum e = 1$）。除去 $l_1=e_1$ 后，同时 $l_2=e_2$ 是在约束 $\text{cov}(l_1'X,l_2X)=0$ 条件之下使得式（7.13）达到最大的一个解，这里称 $y_2=e_2'X$ 为第二判别函数。依此类推下去，除去 $l_1=e_1,\cdots,$ $l_{k-1}=e_{k-1}$ 后，使得 $l_k=e_k$ 是在约束 $\text{cov}(l_k'X,l_iX)=0$ 条件之下使得式（7.13）达到最大的解，$i<k,\ k=2,\cdots,q$，这里我们就称 $y_k=e_k'X$ 为第 k 个判别函数，同时 $Var(l_i'X)=1,\ i=1,\cdots,q$。

由定理 1 我们已经建立了 q 个判别函数，分别为 $y_k=e_k'X, k=1,\cdots,q$。这些判别函数组成了一个判别函数向量 $y=(y_1,...,y_q)'$，其中这些判别函数的均值向量可以表示为 $E_y=(E_{y_1},...,E_{y_s})'$，同时对目标 π_i，有：

$$u_y^{(i)} = E(y\mid X\in\pi_i) = (u_{iy_1},...,u_{iy_q})' = (l_1'u^{(i)},...,l_q'u^{(i)})' \qquad (7.14)$$

对于给定的观测对象 X_0，由判别函数我们可以知道，它对应着一个判别函数向量 $y_0=(y_{01},...,y_{0q})'$，它到 $u_y^{(i)}$ 的欧式距离平方我们可以看为：

$$D^2(y_0,u_y^{(i)}) = (y_0-u_y^{(i)})'(y_0-u_y^{(i)}) = \sum_{k=1}^{s}(y_{0k}-u_{iy_k})^2 \quad i=1,...,q \qquad (7.15)$$

此时我们可以得到 Fisher 线性判别的规则为：如果对象 X_0 满足：

$$D^2(y_0,u_y^{(j)}) = \min_{1\leqslant i\leqslant q} D^2(y_0,u_y^{(i)}) \qquad (7.16)$$

则此时可以判定 $X_0\in\pi_j$，即判定对象 X_0 是目标库中的第 j 个目标。如果满足公式的标号有 $j_1,...,j_t$ 这么多，其中 $1\leqslant t\leqslant q$，则对象 X_0 就有可能是 $\pi_{j_1},...,\pi_{j_t}$ 中的任何一个目标。此后我们将对所有的生物特征样本进行判别的结果对应一个分类标号，以待用多数投票法进一步进行识别。

7.6.2 多数投票法确定 Fisher 判别结果

多数投票法一般是决策级数据融合中的一种简单有效的融合方法。多数投票法先利用单个分类器对给定的测试样本的输出类别，将这些测试样本划分到大多数分类器给出相同决策的一类。多数投票方法类似于选举过程中的投票选举过程，这里我们可以将整个的分类系统看作是一个黑箱子，对输入的一类样本 X，对应

输出一个分类标号 j。这里我们用总体判决函数 $E(X)$ 表示，即 $E(X)=j$。我们把 Fisher 判别得到多个目标分类即可作为分类号，然后根据多数投票进行进一步分类决策识别。为便于了解，将不同分类器 k 的输出 $e_k(X)$ 用另一种形式表示。我们定义了一个二值特征函数 $T_k(X)$，用如下公式所示：

$$T(X \in C_i) = \begin{cases} 1 & e_k(X) = i, i \in A \\ 0 & \text{其他值} \end{cases} \tag{7.17}$$

当多数分类器进行相融合时，如果采用的是多数投票法的融合策略，我们就认为整个系统的输出结果会以大多数分类器的最终识别结果为准。可以用以下公式判别：

$$E(X) = \begin{cases} j & T_E(X \in C_i) = \max / i \in \wedge T_E(X \in C_i) \geqslant \alpha \times K \\ M+1 & M+1 \end{cases} \tag{7.18}$$

对于大多数分类器的选举结果，即为上述公式中由 $0 \leqslant \alpha \leqslant 1$ 所指定的分类器，参数值可以根据具体的情况决定。如果我们得到 $\alpha = 1/2$，这就表示半数以上的分类器认为输入目标对象 X 是属于 C 类时，分类系统就会将 X 判别分类为 C。

7.7　融合算法实验

为了验证人脸与虹膜特征融合识别的识别性能，我们可以通过与人脸识别、虹膜识别进行比较。本文实验中分别进行了人脸识别、虹膜识别以及人脸与虹膜特征融合识别实验。在整个实验过程中，分别通过计算训练样本数与测试样本数不同的过程中所得到的三种识别方法的正确识别率来观察比较。

虹膜识别实验中，我们的虹膜数据采用了 CASIA 虹膜图像数据库进行测试。CASIA 虹膜图像数据库中的图像包括 80 人（其中男 62 人，女 18 人）的 108 只不同眼睛的虹膜图像样本，其中每只眼睛又有 7 幅 8 bit 灰度图像，分辨率皆为 320×280 像素（如图 7.5 所示）。虹膜库内的图像是在不同时间段内拍摄的虹膜图像。

人脸识别所用的人脸图像都是在吉林大学通过图像设备采集志愿者人脸而得。共采集 34 个人的喜、怒、哀、乐等不同表情的人脸图像，其中包括男 24 人、女 10 人。共选取 238 幅人脸图像，每人 7 幅以作识别。分辨率为 64×64（如图 7.6 所示）。

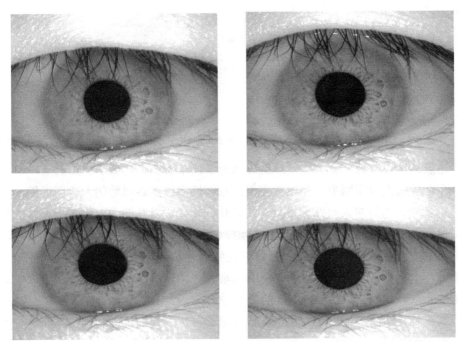

图 7.5　CASIA 虹膜图像数据库中某个人的虹膜图像

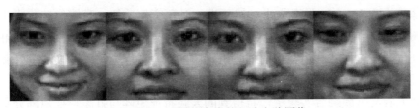

图 7.6　人脸图像库中的部分人脸图像

　　融合实验中需要匹配的人脸虹膜图像进行融合识别，所以采集人脸的同时采集了虹膜图像与人脸图像匹配存放，以备将采集到与人脸匹配的虹膜图像一起进行融合识别（如图 7.7 所示）。

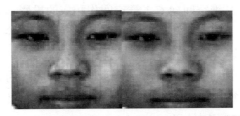

图 7.7　人脸虹膜图像库中部分匹配的人脸虹膜图像

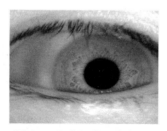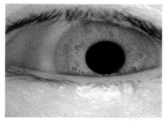

图 7.7　人脸虹膜图像库中部分匹配的人脸虹膜图像（续图）

注意： 所展示的所有人脸、虹膜图像为了便于显示，均做了相应调整。

在单独的人脸识别中，我们首先采用双线性内插法将原始的人脸图像缩小为 30×32 像素，然后对人脸图像进行对角转化，转化成对角图像，接着把人脸的对角图像分成 8×8 的相同大小像素块。同时，对 8×8 像素块进行相应的 DCT 变换，每个块就可以产生 64 个 DCT 系数，这里我们利用 64 元素的量化表，对 64 个 DCT 系数进行量化。为了去掉人脸不敏感的高频成分，我们摒弃了 85% 的能量，取左上角的 8 个数。这样就保持了 8/64 的能量，整个过程完成了对人脸图像特征压缩。利用第三章介绍的特征提取方法进行特征提取，最终我们可以利用最小距离分类器得到识别结果。

在单独的虹膜识别中，同样我们首先将虹膜图像采用双线性内插法把每幅虹膜图像缩小为 30×256 像素大小，然后进行对角变化，把虹膜图像转化成相应的对角图像，采用同样的方法，对虹膜图像进行相应的 DCT 变换，以此完成虹膜图像特征压缩的过程。利用我们的虹膜识别中的特征提取方法对变换后的虹膜图像进行虹膜特征提取，最终利用最小距离分类器获得识别结果。

在人脸与虹膜融合实验中，将得到的人脸特征矩阵与虹膜特征矩阵分别进行相应的标准化处理后，用 Fisher 线性判别方法取得最佳描述特征信息。我们知道 Fisher 线形判别方法（FLD）是在 Fisher 鉴别准则函数取极值的情况下，求得的那个最佳的鉴别方向，然后为了构成一个一维的鉴别特征空间，从高位特征向量投影到该最佳鉴别方向上。将 Fisher 线形判别应用到 $C\text{-}1$ 个判决函数条件下，我们把特征向量信息从 N 维空间向 $C\text{-}1$ 维空间作相应的投影。我们利用这个 m 维的投影矩阵 M 将训练样本从高维向量空间转化为低维的向量空间，并且获得在低维向量空间上的最佳描述特征向量。然后根据计算欧氏距离，我们得到若干个判别函数，先将训练样本空间分为 C 类，完成了对训练样本集的分类。根据 Fisher 判别函数对测试样本进行识别判别，根据得到的众多判别结果，再通过多数投票法进行最后的识别，得到识别结果。

7.8 实验结果分析

通过实验得到如表 7.1 所示的识别结果。

表 7.1 不同识别模态下的识别率

识别模态	6-1	5-2	4-3	3-4
人脸识别	97.04%	91.08%	82.71%	70.22%
虹膜识别	97.12%	91.75%	83.31%	72.63%
融合识别	100%	92.20%	87.53%	76.38%

表 7.1 中，识别模态 6-1 表示每个类别的前 6 个样本作为训练样本，其余的 1 个样本作为测试样本。

表 7.1 给出了在指定训练样本和测试样本条件下的实验结果，即选取实验数据库里每种类别中的前若干个样本作为训练样本，每类的剩余样本作为相应的测试样本进行实验。从表 7.1 可知，当选取每类虹膜图像前 6 个共 648 个样本作为训练样本，每类剩余 1 个共 108 个样本作为测试样本时，人脸图像选取前 6 个共 204 个样本作为训练样本，每类剩余 1 个共 34 个样本作为测试样本，人脸与虹膜特征融合识别的正确识别率达到 100%，而人脸识别与虹膜识别的正确识别率分别为 97.04%和 97.12%。而当仅选取虹膜图像每类前 3 个共 324 个样本作为训练样本，每类后 4 个共 432 个样本作为测试样本时，人脸图像每类前 3 个共 102 个样本作为训练样本，每类后 4 个共 136 个样本作为测试样本，人脸与虹膜特征融合识别的正确识别率仍高达 76.38%，而人脸识别与虹膜识别的正确识别率分别为 70.22%和 72.63%。融合实验充分说明我们的融合方法不但可行，同时具有很高的正确识别率。

7.9 小结

我们通过构建人脸与虹膜识别系统来介绍复合生物认证的过程，并验证融合算法的有效性。实验结果不但验证了我们融合算法的可行性，同时通过比较得到了较高的识别率。本章介绍了多模板匹配方法进行检测与定位人脸的方法，并构建了人眼、人脸双模板进行人脸定位，然后结合 Adaboost 算法与主成份分析法进行人脸特征的提取，得到人脸特征信息。通过虹膜识别介绍了从虹膜的检测定位到对虹膜图像的增强、归一化处理到虹膜特征提取的一系列过程，采用基于随机

Hough 变换的快速圆检测方法来进行虹膜内外圆的检测定位，利用基于统计原理的边缘检测阈值分析方法进行虹膜边缘检测定位虹膜圆心与半径，通过复值二维 Gabor 变换提取虹膜相位编码信息，以此得到虹膜特征信息。提取的人脸与虹膜特征信息经过标准化后处理得到的虹膜特征矩阵与人脸特征矩阵进行组合，得到人脸与虹膜的组合特征矩阵。提出了利用 Fisher 判别与多数投票法相结合的数据融合算法，利用 Fisher 判别函数对两种特征信息融合判别，最后用多数投票法进行最终判别，通过实验验证了算法的可行性，并得到较高识别率。

总之，多生物特征识别技术不但在学术上有极大的研究价值，而且有极其广泛的应用领域。多生物特征识别系统相对复杂，数据存储量大，计算量显著增加，这是它的弱点。但随着计算机技术的高速发展以及高性能价格比的专用芯片的出现，多生物特征识别技术将得到更进一步的发展，必将成为生物识别技术的发展主流。多生物特征识别技术为我们提供了一个更可靠的识别身份的途径，是当今提高身份识别系统性能的有效途径。同时，多生物特征融合系统中的融合算法的重要性更加突出。多生物特征的相互结合势必要考虑两种或多种生物特征融合的方法和效果，毕竟多生物特征融合首先要有根据，然后要考虑到多生物特征融合后的效果、识别率的问题，如果无法达到一个好的效果，不能提高相应的识别率，那么所选用的算法就不是一个好的算法。为此，对融合算法的研究迫在眉睫。

参考文献

1. John D. Woodward, Jr., Nicholas M.Orlans, Peter T.Higgins. Biometrics. Press of Tsinghua University, 2004, 22-23.

2. Anil K Jain. Biometrics Personal Identification in Networked Society. 101 Philip Drive,Assinippi Park, Norwell, Massachusetts 02061 USA, Kluwer Acdemic Publishers,1999,103-121.

3. D.M. Etter. Biometrics: The Promises and the Challenges. Presentation at the Biometric Consortium Conference, VA, U.S.A., 2003.http://www.biometrics.org/bc2002/program.htm

4. Y. Zhu, T. Tan, and Y. Wang, "Biometric Personal Identification Based on Iris Patterns", 15th International Conference on Pattern Recognition, Vol. 2 , pp. 801 -804, 2000.

5. 刘家琦. 实用眼科学. 北京：人民卫生出版社，1984，110-115.

6. Seal, Chris and Gifford. Iris Recognition for User Validation. British Telecommunications Engineering, 1997,16(2),113-117.

7. J.Matyas, M.StePhen, J.StaPleton. A Biometric Standard for Information Management and Security. Computers & Security. 2000,19(5):428-441.

8. Williams, O.Gerald. Iris Recognition Technology. IEEE Aerospace and Electronic Systems Magazine. 1997,12(4):23-29.

9. J. G. Daugman. Recognizing Persons by Their Iris. Information Security Technical Report, 1998,3(1), 33-39.

10. R.P. Wildes. Iris Recognition: An Emerging Biometric Technology. Proceeding of the IEEE, 1997,85(9):1348-1363.

11. 谭铁牛，朱勇，王蕴红. "虹膜图像采集装置"实用新型. 国家知识产权局专利号：ZL99217063.X

12. 中国科学院自动化研究所. CASIA 虹膜图像数据库（版本 1.0）. http://www.sinometrics.com

13. 王蕴红，朱勇，谭铁牛. 基于虹膜识别的身份鉴别. 自动化学报，2002，28（1）：1-10.

14. 霍宏涛. 数字图像处理. 北京：机械工业出版社，2003:152-153.

15. 边肇祺，张学工等. 模式识别（第二版）. 北京：清华大学出版社，2000：185～195

16. M. Basseville. Distance measure for signal processing and pattern recognition. Signal Processing,1989,18(4):349-369.

17. N. Saito, R.R. Coifman. Local discriminant based and their applications. Journal of Mathematical Imaging and Vision,1995,5(4):337-358.

18. N. Saito, R.R. Coifman, F.B. Geshwind, et al. Discriminant feature extraction using empirical probability density and a local basis library. Pattern recognition, 2002,35(12):2841-2852.

19. J. G. Daugman. High confidence visual recognition of person by a test of statistical independence. IEEE Transactions on Pattern Analysis and Machine Intelligence. 1993, 15(11): 1148-1161.

20. W.W. Boles and B. Boashash. A Human Identification Technique Using Images of the Iris and Wavelet Transform. IEEE Transactions on Signal Processing, 1998, 46(4): 1185-1188.

21. W.W. Boles.Recognition of 2D Object Using the Wavelet Transform Zerocrossing Representation.IEEE Trans.on Pattern Analysis and Machine Intelligence, 1997, 19(8):910-916.

22. J. G. Daugman. Biometrical Personal Identification System Based on Iris Analysis[P]. US: Patent 5291560, 1994.

23. J. G. Daugman, "Uncertainty relation for resolution in space, spatial frequency, and orientation optimized by two-dimensional visual cortical filters," J. Opt. Soc. Amer. A, vol. 2, no. 7, pp. 1160-1169, 1985.

24. J. G. Daugman. Complete discrete 2D gabor transforms by neural networks for image analysis and compression. IEEE Trans. Acoust., Speech, Signal Processing, vol. 36, pp. 1169-1179, July 1988.

25. J. G. Daugman and C. Downing. Demodulation, predictive coding, and spatial vision. J. Opt. Soc. Amer. A,1995,12(4), 641-660.

26. J. G. Daugman. Statistical richness of visual phase information: Update on recognizing persons by their iris patterns,. International Journal of Computer Vision,2001, 45(1), 25-38.

27. J. G. Daugman and C. Downing. Epigenetic randomness, complexity, and singularity of human iris patterns. Proceedings of the Royal Society, B, 268, Biological Sciences, 2001, 1737-1740.

28. J. G. Daugman. Gabor wavelets and statistical pattern recognition. The Handbook of Brain Theory and Neural Networks, 2nd ed., MIT Press (M. Arbib, editor),2002, 457-463.

29. J. G. Daugman. Demodulation by complex-valued wavelets for stochastic pattern recognition. International Journal of Wavelets, Multiresolution and Information Processing, 2003,1(1), 1-17.

30. J. G. Daugman. How Iris Recognition Works. IEEE transactions on circuits and systems for video technology, 2004,14(1), 21-30.

31. J. G. Daugman. The importance of being random: statistical principles of iris recognition. Pattern Recognition, 2003,36(2), 279-291.

32. R.P. Wildes. Iris Recognition: An Emerging Biometric Technology. Proceeding of the IEEE, 1997,85(9):1348-1363.

33. W.W. Boles.Recognition of 2D Object Using the Wavelet Transform Zerocrossing Representation.IEEE Trans.on Pattern Analysis and Machine Intelligence, 1997,19(8):910-916.

34. J. G. Daugman. Statistical richness of visual phase information: Update on recognizing persons by their iris patterns,. International Journal of Computer Vision,2001, 45(1), 25-38.

35. J. G. Daugman. How Iris Recognition Works. IEEE transactions on circuits and systems for video technology, 2004,14(1), 21-30.

36. J. G. Daugman. The importance of being random: statistical principles of iris recognition. Pattern Recognition, 2003,36(2), 279-291.

37. Castleman K R.Digital image processing [M]. Beijing: Tsinghua University press. 1998:1-6.

38. Ziou D, Tabbone S.Edge detection techniques - an overview.Dept. Math Informatique, Univ. Sherbrooke, Sherbrooke ,QC,Canada, Tech. Rep. no. 195, 1997.

39. Mann I. The Development of the Human Eye. New York: Grune and Stratton,1950.

40. Wildes et al.Automated，non-invasive iris recognition system and method.US Patent，5572596, 1996.

41. D. H. Ballard and C. M. Brown, Computer Vision. Englewood Cliffs, NJ: Prentice-Hall, 1982.

42. W. K. Pratt, Digital Image Processing. New York: Wiley,1978.

43. P. V. C. Hough. Method and means for recognizing complex patterns. U.S. Patent

3069654, 1962.

44. J. Illingworth, J. Kittler. A survey of the Hough transform. Computer Vision, Graph. Image Processing, 1988, 44: 87-116.

45. 阮秋琦. 数字图像处理学. 北京：电子工业出版社，2001.

46. 容观澳. 计算机图像处理. 北京：清华大学出版社，2000：267～268.

47. 韩方，陈颖，陆亭立. 上海大学学报（自然科学版）. 2001，7(6)：501～503.

48. 何家峰，廖曙铮，叶虎年等. 虹膜定位. 中国图形图像学报，2000，5(A)(3)：253～255.

49. 杨文，于力，王宽全，卢光明. 虹膜定位的快速算法. 计算机工程与应用. 2004，10：82～84.

50. 裴晓敏，吴建华. 一种快速的虹膜定位算法. 仪器仪表学报. 2005，26(8)：407～409.

51. 黄晓欢，刘辉. 基于灰度梯度的虹膜定位方法研究. 昆明理工大学学报. 2001，26(6)：32～34.

52. 王勇，韩九强，刘鹏飞. 基于多尺度策略的三步虹膜定位算法研究. 微电子学与计算机. 2005，22(4)：26～29.

53. 王成儒，胡正平，练秋生. 一种虹膜定位算法. 计算机辅助设计与图形学学报. 2002，14(10)：950～952.

54. 冯丽丽，徐中宇，廉晓丽. 基于离散 Beamlet 变换的图像边缘检测. 计算机技术与发展，2008，18:191-193.

55. 罗宏文，马驷良，徐中宇. 基于统计的显微细胞图像边缘检测阈值分析方法. 吉林大学学报（理学版），2006.

56. CHAN T F, VESE L. Active contour without edges [J]. IEEE Trans on Image Processing, 2001,10(2):266-277.

57. Vese L A. Chan T F. A multiphase level set frame-work for image segmentation using the Mumford and Shah mode [J]. International Journal of Computer Vision, 2002,50(3):271-293.

58. 罗红根，朱立民，丁汉. 基于主动轮廓模型和水平集方法的图像分割技术 [J]. 中国图像图形学报，2006,11(3)：301～309.

59. Valverde F L, Guil N, Munoz J, et al. An evaluation criterion for edge detection techniques in noisy images. Int. Conf. Image Processing. 2001: 766-769.

60. Godtleibsen F, Marron J S, Chaudhuri P . Significance in scale space for bivariate density estimation. J. Comput. Graph. Statist. 2002,11:1-21.

61. J. Canny, "A Computational Approach to Edge Detection", IEEE Transactions on

Pattern Analysis and Machine Intelligence, 1986, 8(6):679-697.

62. 徐梅宣. 虹膜图像处理技术研究. 重庆大学硕士学位论文. 2004, 5: 53~61.

63. R.P. Wildes, J.C. Asmuth, G.L. Green, S.C. Hsu, R.J. Kolczynski, J.R. Matey, and S.E. McBride, "A Machine Vision System for Iris Recognition", Mach. Vision Application, Vol. 9, pp.1-8, 1996.

64. W.W. Boles. A Security System Based on Human Iris Identification Using Wavelet Transform. Engineering Application of Artificial Intelligence, 1998, 42(11):77-85.

65. Y. Du, B. Bonney, R. W. Ives, D. M. Etter, and R. Schultz, "Analysis of Partial Iris Recognition using a 1D Approach," Proceedings of the IEEE International Conference on Acoustics, Speech, and Signal Processing (ICASSP), Vol. II, pp. 961-964, Mar. 2005.

66. Y. Du, B, Bonney, R. W. Ives, and D. M. Etter, "Analysis of Partial Iris Recognition," Proceedings of the SPIE Defense, Vol. 5779, pp. 31-40, Mar. 2005.

67. B. Bonney, R. W. Ives, D. M. Etter, and Y. Du, "Iris Pattern Extraction Using Bit-Plane Analysis," IEEE 38th Annual Asilomar Conference on Signals, Systems, and Computers, Vol. I, pp 582-586, Nov. 2004.

68. Y. Du, T. B. Welch, R. W. Ives, D. M. Etter, "Robust Algorithms for Iris Recognition," Proceedings of NATO Workshop on Enhancing Information Systems Secuirty Through Biometrics, Oct. 2004.

69. C.-I Chang, "An information theoretic-based approach to spectral variability, similarity and discriminability for hyperspectral image analysis", IEEE Trans. on Information Theory, 46(5), pp. 1927-1932 (2000).

70. 程正兴. 小波分析算法与应用（第 1 版）. 西安：西安交通大学出版社，2001.9: 238.

71. 刘贵忠，邸双亮. 小波分析及其应用（第 1 版）. 西安电子科技出版社，1992.5: 17~58.

72. D. Gabor. Theory of communication, J. Inst. Electr. Eng. 93 (1946) 429-457.

73. M .Bastiaans.Gabor's Expansional of a Signal into Gaussian Elementary Signal. Proc.IEEE, 1980, 168: 538-539.

74. 唐远炎，王玲. 小波分析与文本文字识别. 北京：科学出版社，2004，150~154.

75. 秦前清，杨宗凯. 实用小波分析. 西安：西安电子科技大学出版社，1994.

76. 成礼智，王红霞，罗永. 小波的理论与应用. 北京：科学出版社，2004.

77. 陈武凡等. 小波分析及其在图像处理中的应用. 北京：科学出版社，2002.

78. 徐中宇，马驷良，罗宏文. 基于二维小波变换的虹膜识别方法. 吉林大学学报（理学版），2005，43(2)，179~181.

79. 张良仪，吴敏金. 零谱矩滤波器系列. 中国图像图形学报，2005，10(11): 1462~1465.

80. 徐中宇，马驷良，罗宏文. 零谱矩滤波器在虹膜纹理特征提取中的应用. 吉林大学学报（理学版），2006，44(6).

81. R. Viveros, K. Balasubramanian and N. Balakrishnan, Binomial and negative binomial analogues under correlated Bernoulli trials, The Am. Statist. 48 (1984) 243-247.

82. http://www.iridiantech.com/, (2004).

83. R.O. Duda and P.E. Hart. Pattern Classification and Scene Analysis. New York: Wiley&Sons,1973.

84. P.A. Devijver and J.Kittler. Pattern Recognition: A Statistical Approach. New York: Prentice-Hall,1982.

85. J.Sklansky and G.N. Wassel. Pattern Classifiers and Trainable Machines. New York: Springer-Verlag,1981.

86. R.A. Schowengerdt, Remote Sensing: Models and Methods for Image Processing, 2nd Ed., Academic Press ,1997.

87. Keinosuke Fukunaga. Introduction to Statistical Pattern Recognition(2nd edition). Academic Press,1990.

88. Vladimir N.Vapnik. The Nature of Statistical Learning Theory. New York: Springer-Verlag,1995.

89. Vladimir Cherkassky and Filip Mulier. Learning From Data: Concepts, Theory and Methods. New York: John Wiley&Sons,1997.

90. B.Moghaddam,A.Pentland. Probabilistic Visual Learning for Object Representation. IEEE Trans on Pattern Analysis and Machine Intelligence, 19(7):696-710,1997.

91. Vincent, JM, Waite, JB, and Myers, D. J, Automatic Location of Visual Features by a System of Multilayered Perceptrons, IEE Proceedings, vol. 139(6), 1992.

92. C.J.C Burges. A Tutorial on Support Vector Machines for Pattern Recognition. Data Mining and Knowledge Discovery, 2(2):1-47, 1998.

93. F. Crow. Summed-area tables for texture mapping. In Proceedings of SIGGRAPH, 18(3), 207-212, 1984.

94. Rafael C. Gonzalez, Richard E. Woods. Digital Image Processing (Second Edition).Publishing House of Electronics Industry, 2004:567-568.

95. F Kagan Gurkaynak. A Compact High-Speed Hamming Distance Comparator for Pattern Matching Applications. http://turquoise.wpi.edu,1998.

96. 徐涛，刘畅，明星等. 基于实数形式 Gabor 变换的虹膜识别方法. 吉林大学学报（工学版），2004,34(1):46-51.

97. Y. Du, C.-I. Chang, H. Ren, F.M. D'Amico, J. Jensen, J., "A New Hyperspectral Discrimination Measure for Spectral Similarity", Optical Engineering, 43(8), 2004.

98. Yingzi Du, Robert Ives, Delores Etter, Thad Welch, Chein-I Chang. A one-dimensional approach for iris identification.Proc.SPIE Vol.5404,237-247，2004

99. Xiaolin Li, Marc Parizeau, Rejean Plamondon, "Training Hidden Markov Models with Multiple Observations-A combinatorial Method", IEEE TRANS- ACTIONS ON PATTERN ANALYSIS AND MACHINE ITERLLIGENCE, VOL.22, N0.4, APRIL 2000.

100. 刘小军，王东峰，张丽飞，时永刚，邹谋炎. 一种基于奇异值分解和隐马尔可夫模型的人脸识别方法. 计算机学报，vo1.26, No.S, Mar.2003.

101. Valery A.Petrushi, "Hidden Markov Models: Fundamentals and Applications" (Part2:Discrete and Continuous Hidden Markov Models), Online Symposium for Electronics Engineer 2000.

102. Daugman J G. Two-dimensional spectral analysis of cortical recap-tive field profiles[J].Vision Research,1980,20 :847-856.

103. Daugman J G. Uncertainty relation for resolution in space，spatialfrequency，and orientation optimized by two-dimensional visual cor-tical filters[J].Journal of the Optical of America A,1985,2 (7):1160-1169.

104. YANG YAN, JING ZHANRONG, GAO TAN,et al.Multi-sources in-formation fusion algorithm in airborne detection systems[J]. Journal of Systems Engineering and Electronics, 2007, 18(1): 171-176.

105. CHEN TIANLU, QUE PEIWEN. Target recognition based onmodi-fied combination rule[J]. Journal of Systems Engineering and Elec-tronics, 2006, 17(2): 279-283.

106. 惠增宏. 基于加权 D-S 证据理论的分布式多传感器目标识别[J]. 计算机应用，2007，27(1)：56~58.

107. GLOSSASN I, ASPRAGATHOSN A. Fuzzy logic grasp control u-sing tactile sensors[J]. Mechatronics, 2001, 11(7): 899- 820.

108. K.I.Chang，K.W.Bowyer，and P.J.Flynn.Face recognition using 2D and 3D facial data[C].workshop in Multimodal User Authentication，25-32，Santa　Barbara，

California，December.2003.

109. Bigun E S，Bigun J，Duc B，et al.Expert Coneiliation for Multimodal Person Authentication Systems by Bayesian Statistics[C].In First International Confedence on Audio Video-based Personal Authentication，Cran-Montana，Switzerland，1997.3:291-300.

110. 万树平. 多传感器数据的 Fisher 判别法[J]. 传感器与微系统，2006，25(8)：61～63.

111. 万树平. Fisher 理论和主成份相结合的多传感器信息融合方法[J]. 计算机应用，2009，29(3)：771～773.

112. 宋余庆，陈健美，郭依正，王春红. 基于特征融合的医学图像识别研究[J]. 计算机应用研究，2008，25(6)：1750～1752.

113. 王蕴红，谭铁牛，朱勇. 基于奇异值分解和数据融合的脸像鉴别. 计算机学报，2000，23(6)：649～653.

114. 甘俊英，何国辉，李春芝，高建虎. 人脸与虹膜特征层融合模型的研究[J]. 电子学报，2007，0372-2122：1365～1371.

115. 高建虎. 多生物特征融合与识别的关键技术〔硕士论文〕. 五邑大学，2008.

116. 刘长华等. 基于 Fisher 线性鉴别分析的人脸识别方法研究. 人工智能及识别技术，2008，34(1)：46～51.

117. P. V. C. Hough. Method and means for recognizing complex patterns. U.S. Patent 3069654, 1962.

118. 姜芸，臧淑英，王军. 多源遥感影像数据融合技术研究. 测绘与空间地理信息，2009，32(2)：46～50.

119. 李丽，易从琴，孟传良. 利用主元分析识别人脸[J]. 贵州工业大学学报（自然科学版），2003，32(4)：69～72.

120. 张翠平，苏光大. 人脸识别技术综述[J].中国图像图形学报，2000，5(11)：885～894.